약사
어떻게
되었을까
?

꿈을 이룬 사람들의 생생한 직업 이야기 34편
약사 어떻게 되었을까?

1판 1쇄 찍음 2021년 07월 06일
1판 2쇄 펴냄 2022년 06월 28일

펴낸곳	㈜캠퍼스멘토
저자	심주아
책임 편집	이동준 · 북커북
진행 · 윤문	북커북
연구 · 기획	오승훈 · 이사라 · 박민아 · 국희진 · 김이삭 · ㈜모야컴퍼니
디자인	㈜엔투디
마케팅	윤영재 · 이동준 · 신숙진 · 김지수
교육운영	문태준 · 이동훈 · 박홍수 · 조용근
관리	김동욱 · 지재우 · 임철규 · 최영혜 · 이석기 · 임소영
발행인	안광배

주소	서울시 서초구 강남대로 557 (잠원동, 성한빌딩) 9층 (주)캠퍼스멘토
출판등록	제 2012-000207
구입문의	(02) 333-5966
팩스	(02) 3785-0901
홈페이지	http://www.campusmentor.org

ISBN 978-89-97826-75-9(43510)

ⓒ 심주아 2021

현직
약사들을
통해 알아보는
리얼 직업
이야기

약사
어떻게

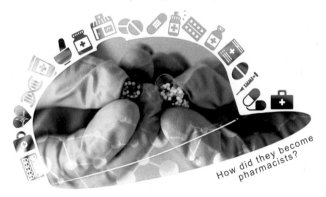

How did they become
pharmacists?

되었을까?

CampusMentor
캠퍼스멘토

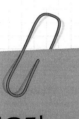

"도움을 주신 약사들을 소개합니다"

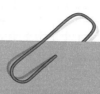

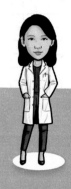

최정윤 약사

- 이화여자대학교 약학과 졸업
- 서울아산병원 임상시험센터
- 하나제약 안전관리책임자
- 부광약품 PV(약물감시)팀
- 이화여자대학교 임상보건융합대학원 임상보건학과 석사(최우수 졸업)
- 한국의약품안전관리원 의약품부작용피해구제본부 피해구제조사팀 과장(약물역학조사관)

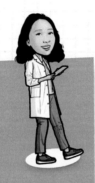

김윤경 약사

- 조선대학교 졸업
- 부산 새대학약국
- 인천 열린연세약국
- 서울 파랑새약국
- 테헤란약국

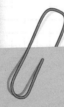

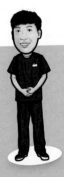

김건호 약사

- 부산대학교 학사
- ROTC 47기
- 경성대학교 학사
- 동의의료원 약제부
- 별빛약국 대표약사
- 의약품 안전교육 강사

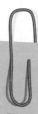
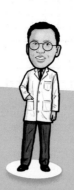

이재흥 약사

- 충남대학교 학사
- 충남대학교 석사
- 삼양제넥스
- 이수앱지스
- KT&G 생명과학
- 아키젠바이오텍
- 에이프릴바이오

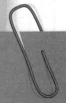
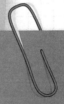

이제인 약사

- 중앙대학교 졸업
- 성균관대학원 졸업
- 한양대구리병원 약제팀
- 한양대구리병원 약제팀장

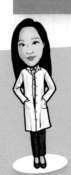

심현진 약사

- 고려대학교 입학 후 PEET 응시
- 헬스경향 신문사 인턴기자
- 이화여자대학교 약학사·석사학위 취득
- 개인블로그 시작
- 전자책 〈블로그로 오토약국 만들기〉 출간
- 약국브랜딩연구소 개설

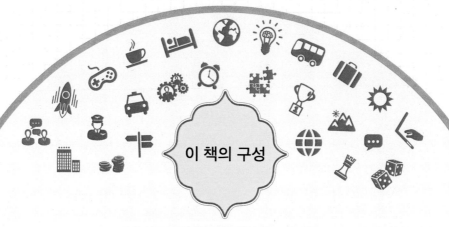

이 책의 구성

Chapter 2

약사의 생생 경험담

Chapter 3

예비 약사 아카데미

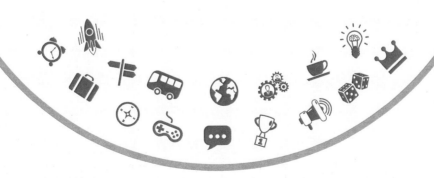

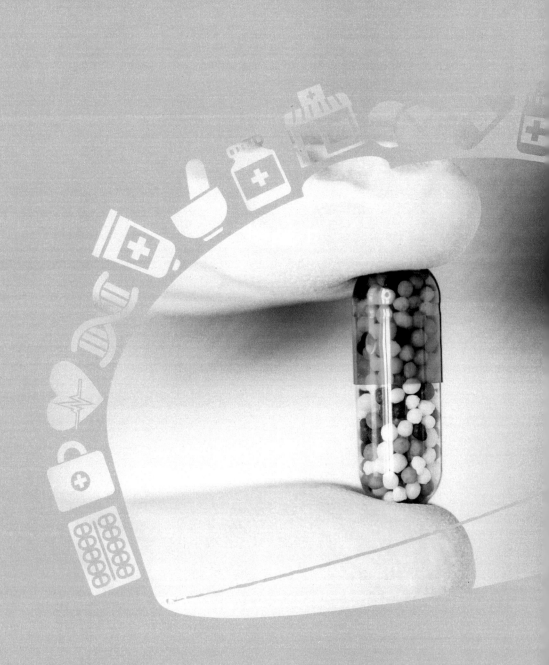

약사,

어떻게
되었을까
?

약사란?

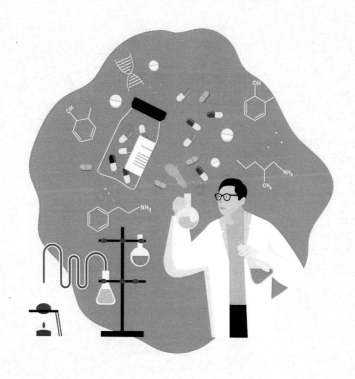

—

약사[pharmacist, 藥師]란

약사법에 의해 약(藥)에 관한 업무를 담당하며 보건복지부 장관의 면허를 받은 사람을 일컫는다. 약사는 국민의 건강복지를 위하여 일하는 약에 대한 전문가로서, 약의 생산·조제·공급·관리를 비롯하여 직능이 다양하다. 오늘날 세계 여러 나라에서 시행되고 있는 의약분업에 의해, 전문 의료인인 의사가 환자의 증상을 진단하여 처방하면 약사는 병용금지나 투약금지 약물 등에 대한 검토 후 그 처방전에 따라 의약품을 조제·판매하고 있다.

약사가 아니면 의약품을 조제할 수 없으며, 약사는 각각 면허 범위에서 의약품을 조제하여야 한다. 다만, 약학을 전공하는 대학의 학생은 보건복지부령으로 정하는 범위에서 의약품을 조제할 수 있다. 약사가 되기 위해서는 약학대학을 졸업하고 약사국가시험에 합격하여야 한다. 한국의 약사법이 처음으로 공포된 1953년 전까지는 약제사라고 불리던 것을 법 제정 시부터 약사라고 칭하게 되었다.

출처: 두산백과

약사가 하는 일

- 약사는 의사의 처방전이나 공인된 조제 방법에 따라 약을 짓고, 환자나 보호자를 대상으로 질병 치료와 건강 유지에 대한 상담을 한다.

- 약국에서 근무하는 약사는 환자가 제시한 의사의 처방전이 이상이 없는지 확인한 후 처방에 맞는 의약품을 정확한 용량으로 지어준다.

- 환자에게 조제된 약에 관해 설명해 주고, 복용 시 주의사항 및 부작용 위험 등을 설명하면서 투여경로, 투여량, 투여 간격 등의 복용 방법을 확인시켜 준다.

- 환자의 약력을 기록하고, 보험청구 업무를 하며, 약품의 반·출입을 관리하고, 변질이 되기 쉬운 의약품은 각각의 보관조건에 맞게 저장·보관한다.

- 제약회사에서 근무하는 경우 질병을 예방·진단하고 치료하기 위해 새로운 의약품을 연구하여 개발하고, 약품의 효능을 재평가하거나 부작용을 연구한다.

- 공공기관이나 연구원 등에서 근무하는 경우 새로운 화학물질이나 식품 첨가물, 화장품, 농약 등의 독성 및 안전성 평가 등을 통해 사용 여부를 판단할 수 있는 기준을 제공하며, 마약이나 독약, 부정의약품 등의 성분을 분석하여 감식하는 업무를 한다.

출처: 커리어넷

약사의 다양한 진출분야

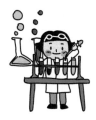

■ 연구자

연구소에서 약사의 역할은 대단히 중요합니다. 새로운 제품의 개발과 기존 제품의 품질 향상이 곧 회사와 연구소의 경쟁력이기 때문입니다. 특히, 제약회사의 연구소는 정부의 적극적인 지원에 힘입어 병역특례제도를 활용한 유능한 연구원의 확보에 적극적이어서, 병역의무 대신에 본인의 연구 수행 능력을 계발할 연구 환경을 계속 받을 수 있습니다. 졸업 후에 국내외 대학, 국공립 연구소, 산업체 연구소에서 연구자의 길을 걸을 수 있습니다.

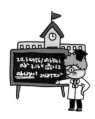

■ 대학교수

석사, 박사 과정을 거쳐 대학교수로서 교육 및 연구를 수행함으로써 대학의 발전과 후진 양성에 이바지할 수 있습니다.

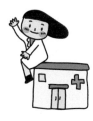

■ 일반 약국약사

일반 약사는 정년과 관계없이 한 분야에서 일을 할 수 있으며, 본인의 실력과 근면, 성실함이 함께 한다면 성공한 경영인이 될 수도 있습니다. 물론 약국의 평균 근무시간은 연간 약 3,200여 시간으로 대한민국 근로자의 연평균 근로시간인 2,000여 시간을 훌쩍 뛰어넘는 긴 시간입니다. 하지만 약국의 전문화와 대형화가 추세인 현실에서는 약사의 고용이나 공동 개설 등으로 여유 있는 약국 생활을 누릴 수도 있습니다. 졸업 후에 약사 면허를 취득하면 일반 약국에서 근무 및 관리 약사로 종사할 수 있으며 자신이 직접 개설할 수도 있습니다.

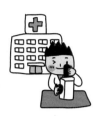

■ 병원약사

병원약사는 안전하고 효과적이며 경제적인 약물요법을 실현하기 위해 의약품 관리 업무, 인사 및 행정업무, 조제 · 감사 · 투약업무, 복약지도 업무, 의약품 정보 제공 업무, 주사제 무균 조제 업무, 원외처방전 관리 업무, 마약류 관리 업무, 임상시험약 관리 업무, 약물이상반응모니터링업무, 약물 사용 평가 업무, 임상약물동력학자문업무, 임상 영양 자문 업무, 항응고 약물상담업무, 종양약료, 중환자약료 등과 같이 다양한 업무를 수행하게 됩니다.

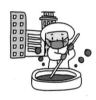

■ 제약회사

제약 분야에서 약사의 진로는 매우 다양합니다. 여러분의 적성에 맞는 업무를 찾아갈 수 있으며, 시작했던 한 가지 업무로 끝나는 것이 아니고 여러분의 역량에 따라 career development가 가능합니다. 제약회사와 도매상, CRO 등으로 크게 나누어 볼 수 있는데 제약회사는 그 업무 특성을 고려하여 본사, 공장, 연구소로 크게 나뉩니다. 본사에는 영업, 마케팅 군과 임상개발 학술 군, 경영 지원 군이 있는데 명칭에 나와 있는 것처럼 판매와 R&D, 재무, 총무, 인사 등을 주요 업무로 합니다.

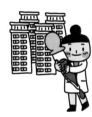

■ 공무원

공무원으로서의 약사는 식품의약품안전처, 국립보건원, 보건복지부, 환경연구원, 보건소, 특허청, 국립과학수사연구소 등에서 근무할 수 있는데 표준화된 양질의 의약품 생산과 유통 등 절대적으로 중요한 업무를 담당하며 최근에는 해외로부터 수입되는 전 세계 의약품의 품질 감시 업무도 수행하고 있습니다. 졸업 후에 약의 유통, 생산에 필요한 제반 업무를 감시, 지도 및 교육하는 약무 관련 공무원으로 일하게 됩니다.

출처: 성균관대학교 약학대학

약사의 자격 요건

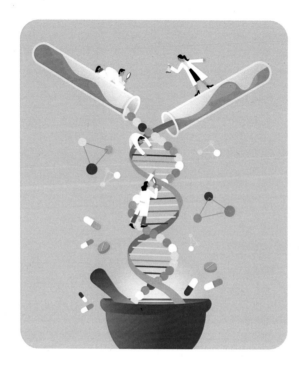

── 어떤 적성을 가진 사람들에게 적합할까? ──

- 약사는 환자의 증상에 민첩하고 순발력있게 대처해야 하며 업무에 필요한 컴퓨터 업무 처리능력과 사업적인 관리능력이 필요하다.
- 의약품은 사람의 건강과 직결된 것이기 때문에 투철한 책임 의식이 필요하며 약물 조제 방법의 숙지가 필요하다.
- 관습형과 현실형의 흥미를 느낀 사람에게 적합하며, 꼼꼼함, 신뢰성, 남에 대한 배려 등의 성격을 가진 사람들에게 유리하다.

출처: 커리어넷

약사와 관련된 특성

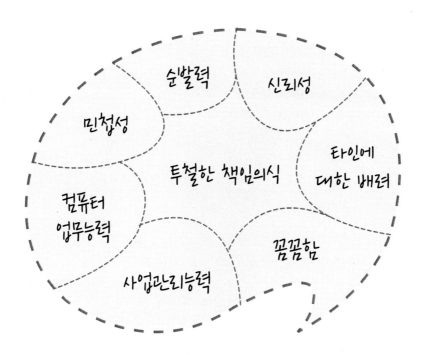

순발력

신뢰성

민첩성

투철한 책임의식

타인에 대한 배려

컴퓨터 업무능력

꼼꼼함

사업관리능력

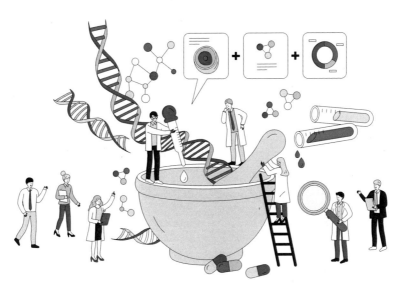

약사의 준비방법

■ 정규 교육과정

▶ 약사가 되기 위해서는 전공에 상관없이 대학의 학부에서 2년간 일반화학, 생물학, 물리학, 유기화학 등의 약학과 관련된 선행과목을 이수해야 하며, 이후 우수한 평점, 외국어 능력 등 대학별로 요구하는 지원 자격을 갖춰 약학대학입문자격시험(PEET : Pharmacy Education Eligibility Test)을 통과해야 약학대학 본과 1학년에 입학할 수 있다. 약학대학 입학 후 4년 과정의 약학전공 교육과정을 이수해야 한다.

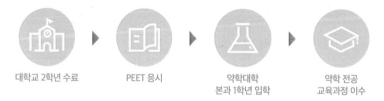

대학교 2학년 수료 ▶ PEET 응시 ▶ 약학대학 본과 1학년 입학 ▶ 약학 전공 교육과정 이수

■ 관련 자격증

▶ 약사가 되려면 한국보건의료인국가시험원에서 매년 1회 시행하는 국가 면허시험에 합격한 후 보건복지부 장관으로부터 약사 면허를 발급받아야 한다. 2016년 기준으로 약학을 배울 수 있는 약학대학은 35곳이 있으며 참고적으로 2017년 1월에 시행된 약사면허시험에 1,996명이 응시하여 1,868명(93.6%)가 합격하였다.

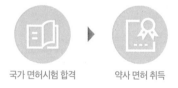

국가 면허시험 합격 ▶ 약사 면허 취득

출처: 커리어넷

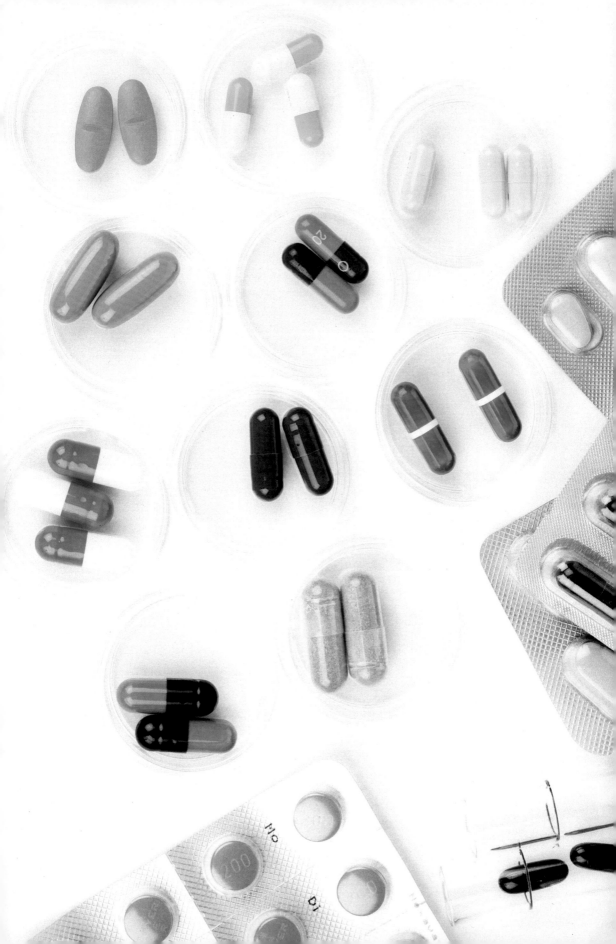

톡(Talk)!
김윤경

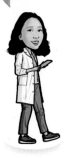

아픈 사람을 상대해야 하기에
관대한 마음과 애정이 필요합니다.

크리스토퍼 놀란의 영화 인터스텔라를 보면 인류의 생존을 위해 먼 우주로 기약 없는 모험을 떠나는 내용이 나오죠. 개인적으로 굉장히 인상 깊게 본 영화였는데요. 필름이 말하고자 하는 전반적인 주제가 사람에 대한 사랑, 즉 인류애라고 느껴졌어요. 먼 우주로 떠날 정도의 사명감은 아니지만, 약사에게도 인류애와 책임감과 성실은 기본이라고 생각합니다. 모든 직종에 성실은 기본적으로 중요하지만, 약사의 경우는 지각하거나 결근을 하면 약국이 운영되는 데 많은 문제가 발생하죠. 회사원의 경우 하루 시간 계획을 내가 주도적으로 할 수 있지만, 약국의 경우는 환자가 오면 바로 일할 수 있는 준비가 되어 있어야 해요. 아무리 친절하던 사람도 몸이 아프면 예민해지고 화가 많아지는데, 약국에 오는 사람은 즐거운 맘으로 오는 사람은 별로 없어요. 항상 그런 사람들을 상대해야 하기에 기본적으로 사람에 대한 관대한 마음과 애정이 있어야 수월하게 일을 할 수 있어요. 사람 만나는 걸 선천적으로 피곤해하고, 사람 상대하면서 에너지를 많이 빼앗기는 편이라면 힘들 수 있는 직종이랍니다.

자신을 브랜드화하고 다양한 모습으로 항상 진화해야 합니다.

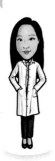

저는 약사의 자질이 한 단어나 문장으로 정의되지 않는다고 생각해요. 하나의 단어나 문장으로 정의되는 순간 자신을 울타리에 가두게 되고, 그건 오히려 진정한 약사의 모습이 아니라는 생각이 듭니다. 약사 개개인이 각자의 특기와 성향을 잘 살려서 약사의 직능과 함께 자신을 브랜드화하고, 특정하게 정의되지 않는 다양한 모습으로 진화하기를 바랍니다.

아픈 사람을 상대로 소명의식을 가지고 봉사하다보면 약사로서 보람을 느껴요.

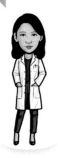

약사에게 가장 필요한 자질은 '봉사심'이라 생각해요. 기본적으로 아픈 사람, 환자를 대상으로 내가 도움을 줄 수 있는 일을 하는 직업이에요. 급여가 만족스럽지 않더라도, 복지가 좋지 않더라도, 봉사심을 기본적으로 갖추고 있다면, 어떤 일을 하더라도 약사 일을 하는 데 도움이 많이 되리라 생각해요. 저의 경우에도 일하면서 환자에게 도움이 됨을 느낄 때 가장 많은 보람을 느끼고, 마음이 따뜻해져요. 평소에 본인이 봉사심을 지니고 있다면 다양한 측면에서 약사 일에 많이 만족할 수 있을 거라 생각합니다.

**다양한 지식을 습득하고 활용해야 하기에
항상 공부하고 배우려는 자세가 필요합니다.**

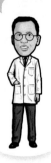

호기심과 배우는 자세가 필수예요. 약사는 다양한 지식을 습득하고, 다방면에 활용할 줄 알아야 해요. 그러기 위해서는 항상 공부하고 배우는 자세를 가져야 하는데, 기본적으로 궁금한 게 많고, 호기심이 많은 사람은 공부가 더 수월한 것 같아요. 최신의 양질의 정보를 습득한다면, 환자를 상대할 때에는 더 깊이 있게 상담과 복약지도를 해줄 수 있을 것이고, 거래처를 상대할 때에는 더 긴밀하고 가까운 파트너쉽을 유지할 수 있을 거예요.

**환자에게 중요한 약을 다루는 직업이기에
꼼꼼하고 정확해야 해요.**

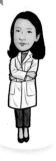

병원약사는 기본적으로 꼼꼼함과 정확성, 성실함이 필요해요. 다양한 업무를 정해진 시간 내에 실수 없이 해내야 하기 때문입니다. 본인의 성격이 덜렁대고 쉽게 빼먹는 편이라면 힘들 수도 있어요. 환자가 복용해야 할 약을 다루는 직업이고, 약 중에는 중요한 약들도 많기 때문에 실수가 있어서는 안 되고, 사고로 이어져서는 더더욱 안 돼요. 요즘은 고전적인 조제 업무 외에 임상 지원업무도 필수 업무가 되었어요. 임상 지원업무를 잘하기 위해서는 본인이 담당하는 분야에 관한 지속적인 공부가 필요해요. 임상약사로서 전문성을 지속해서 업데이트하려는 지적 탐구심도 중요한 자질인 것 같습니다.

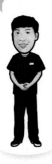

국민건강을 책임진다는 책임감과
환자와 소통할 수 있는 공감능력이 필요해요.

약사는 그냥 직업인이 아닌 '국민 건강지킴이'로서의 막중한 책임이 있어요. 약에 대한 전문가이자 국민의 건강관리자로 매우 중요한 역할을 하고 있지요. 따라서 올바른 건강 정보를 전달하기 위해서 끊임없이 공부해야 합니다. 잘못된 정보를 제공하게 되면 작게는 한 개인 고객에 대한 문제에서, 크게 본다면 국민 건강에 나쁜 영향을 미치게 되죠. 그래서 일을 하면서 정확하고 꼼꼼하게 진행하는 책임감이 필요할 거예요. 개인적으로는 이런 꼼꼼함이 없던 성격이어서 초반에 많은 주의가 필요했답니다. 최근까지도 긴장을 놓지 않는 것은 당연하고요. 그리고 약에 관한 공부뿐만 아니라 커뮤니케이션에 관한 공부도 많이 필요하답니다. 왜냐하면 약사라는 직업의 꽃이자 핵심은 '상담'에 있어요. 아픈 분들이 오셨을 때 그분들을 이해해야 하고 공감해야 하며, 신뢰 관계도 형성이 되어야 하기 때문이죠. 그래서 과학적인 사고도 중요하지만, 그에 못지않게 인문학적인 소양도 필요해요. 더 나아가서 어렵고 다양한 지식을 무작정 상대에게 전달하기보다는 전문적인 지식을 쉽게 풀어 알려드리는 통역가의 역할도 필요하다고 생각됩니다. 정리해보자면 약사라는 직업이 가져야 할 소양으로는 책임감, 공감 능력이 필요할 거 같네요.

내가 생각하고 있는 약사의
자격 요건을 적어 보세요!

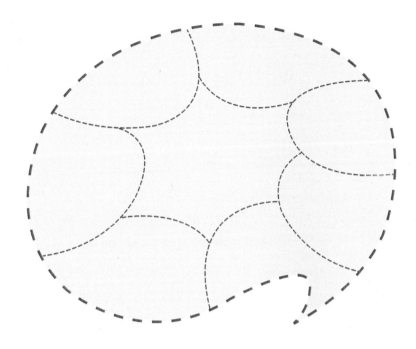

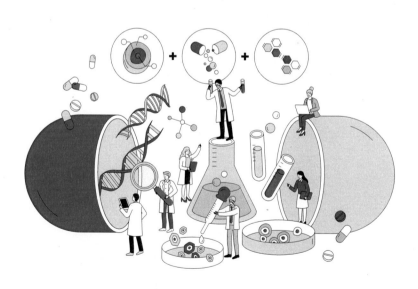

약사의 좋은 점·힘든 점

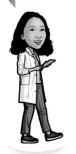

톡(Talk)!
김윤경

| 좋은 점 |
출퇴근 시간이 정확하고 지치고 힘들때 리프레시할 시간을 가질 수도 있어요.

항상 건강에 대한 정보를 접하게 됩니다. 그 정보를 실생활에 접목하기 좋은 직업인 것 같아요. 자신의 건강뿐만 아니라 가족이나 친구들의 건강까지 자연스럽게 챙길 수 있게 된답니다. 비타민, 식이, 운동, 습관 등 이런 부분을 통해 예방적 차원의 건강관리에 도움을 줄 수도 있습니다. 또한 약품으로 해결 가능한 가벼운 증상에 대해 안내할 수 있습니다. 직접 치료와 검사를 하지는 않지만, 발병 초기에 어떻게 접근해야 할지 알려줄 수 있지요. 이직에 있어선 타 직업에 비해 수월하다는 점이 좋아요. 출퇴근 시간도 확실합니다. 내 삶이 중심이 될 수 있어요. 내가 제주도에서 살아보고 싶으면 제주도에서 근무지를 찾아서 살아볼 수 있고, 취미생활에 시간이 많이 소요된다면 파트타임으로 일하면서 취미를 즐길 수도 있어요. 몇 년씩 여행을 다녀오더라도 커리어적인 측면에서 큰 불리함이 없습니다. 일반 회사에서는 내가 번아웃 되더라도 조처를 할 수 있는 게 없는데, 약사는 잠깐 일을 쉬면서 리프레시하는 시간을 가질 수 있어요.

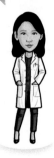

| 좋은 점 |
약국에서 근무하는 약사도 있지만 다양한 분야로 진출할 수 있는 기회가 많아요.

무엇보다 택할 수 있는 진로가 매우 다양한 것 같아요. 선배들이 다 가보고 자리를 잡아 놓은 길, 예를 들면 공직약사, 병원약사, 연구약사를 할 수도 있고, 아니면 새로운 분야를 찾아가도 좋을 것 같아요. 그 길이 잘 안 되거나 끝이 나면 다시 기존 약사의 길로 돌아와도 되니까요. 제 주변에 세계 여행을 떠난 친구들이 2명이나 있어요. 1~2년 정도의 세계 일주가 끝난 후 돌아와서 약사의 삶을 다시 살아가는 거죠. 또한 약학을 응용하는 분야는 아직도 빈 곳이 많아요. 약사를 기반으로 다양하게 응용하면 가능성이 무궁무진하다고 생각해요. 요즘 인기가 많은 분야인 AI, 빅데이터, 프로그래밍 등의 분야와도 접목할 수 있는 부분이 많을 거 같고요. 제가 임상약학 대학원에서 쓴 논문도 의약품에 대한 다양한 부작용 데이터를 기반으로 새로운 부작용을 찾아내는 것이었는데, 빅데이터와 프로그래밍 쪽 지식과 기술을 응용한다면 더 많은 가능성을 찾을 수 있겠다고 생각했어요. 제가 다시 대학 생활을 한다면 컴퓨터공학을 복수전공 하고 싶다는 생각이 들 정도예요. 약사가 되고 싶은 친구들이 있다면 약대 공부만으로도 힘들 수 있지만, 약학 이외에 다른 분야를 함께 공부하는 걸 추천해요. 약사에 국한해서 생각할 건 아니지만, 어느 한 분야의 전문가만 되기보다는, 그 전문지식에 다른 분야를 응용하고 접목해서 더 공부하고 더 성장할 수 있는 사람이 되었으면 좋겠어요. 요즘은 한 분야에서 전문가가 되는 것도 중요하지만, 타 분야와의 연계를 통해 더 나은 미래를 모색하는 게 중요하다는 생각도 들거든요. 약사에 대해서 생각할 때 약국에서 일하는 약사의 삶만 생각할 수 있어요. 실제로 약국에서 근무하는 약사도 많지만, 오히려 다른 분야와 융합할 수 있는 분야가 많은 점이 장점이라 생각해요. 튼튼한 기초적인 기반이 되는 지식이 중요한데 의약품을 다루는 약사라는 직업은 약사가 아니면 할 수 없는 영역이에요. 그 자체가 강력한 무기라고 생각합니다.

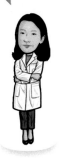

| 좋은 점 |
근무 시간이 정확해서 운동이나 공부를 통해
자기계발을 할 수 있어요.

대체로 칼퇴근이 가능하다는 점이 좋은 것 같아요. 다른 직종의 경우 야근이 있거나, 출장이 있는 경우도 많은데, 병원약사의 경우는 근무 시간 내에 일이 마무리되는 경우가 대부분이고, 혹시라도 마무리가 늦어지는 일의 경우에는 야간 파트 약사에게 인수인계하고 퇴근할 수 있어요. 보통의 직장에 비해 퇴근이 빠르기 때문에 쉬는 시간을 더 활용할 수 있어요. 운동하거나 공부하는 시간도 충분히 확보할 수 있고, 맛집을 가더라도 웨이팅 없이 입장 가능한 경우도 있어요. 또, 병원 자체적으로 내부 교육이나 각종 외부 교육을 지속해서 제공하고 있기에, 배우는 것을 즐기는 사람에게는 너무나 알맞은 직장일 것 같아요.

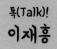

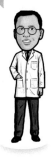

| 좋은 점 |
약사는 면허를 가진 전문직이므로 학력이나 학벌에
스트레스를 받지 않습니다.

학력이나 학벌에 큰 영향을 받지 않아요. 요즘 취업 준비로 인해 많은 친구가 스트레스를 받는 것 같아요. 약사는 전문인력으로 취업에 학력이나 학벌이 크게 필요하지 않아요. 졸업 후 국가고시에 합격하면 발급되는 약사면허증만 있으면 취업하는 데 문제가 없습니다. 물론 경력이 많고, 실력이 특별히 좋다면 더 좋은 대우를 받을 수 있어요. 취업을 위한 준비보다 본인이 속한 분야에서 그에 관한 공부를 꾸준히 하는 게 더 중요한 직군이라고 생각합니다.

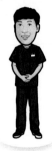

| 좋은 점 |

근로계약을 탄력적으로 조정해서 자기시간을 가질 수 있는 매력적인 직업입니다.

약사라는 직업의 장점은 누구나 널리 아시듯이, 국가에서 인정한 면허증을 가질 수 있다는 점이겠죠? 국가공인자격증을 가진 전문가이다 보니 본인이 하고 싶은 일에 대한 기회가 상대적으로 잘 찾아온다는 점이에요. 전문 분야인 제약 분야에서는 말할 필요가 없고요. 같은 일을 하더라도 약사라는 타이틀을 가지고 있으면 더 깊이 있고 다양하게 할 수 있는 기회가 주어지더라고요. 그러다 보니 다양한 진로를 계획할 수 있어요. 예를 들어 화장품, 영양제, 미용, 반려동물 등의 건강 관련 모든 사업 분야에도 손쉽게 진출할 수 있고요. 건강 관련 분야가 아니더라도 다양한 분야에 도전할 때도 도움이 많이 된답니다. 물론 이 점은 책임감이 막중하다는 점에서 양날의 검이기도 하네요. 또 다른 장점으로는 약사는 약국과 병원에서 일하는 경우가 일반적인데, 여기에서는 일한 만큼 보상을 받는다는 점이에요. 이게 왜 장점이냐면요. 내가 지금 개인 시간을 많이 갖고 싶다면 일을 조금 적게 해서 개인 시간을 확보할 수 있어요. 예를 들어 해외여행을 6개월간 가고 싶다면 6개월 정도 일을 그만뒀다가 돌아와서 다시 약국 일을 할 수 있어요. 약국에서 원하는 시간대에만 약사를 구하는 경우도 많아서 그 시간만 일하는 게 가능하기 때문이죠. 반대로 월급을 더 많이 받고 싶다면, 여러 약국을 돌아가면서 일할 수 있으니 일한 만큼 보상을 받으실 수 있어요. 다른 직업에 비해서 유동적으로 일할 수 있다는 것이 장점이에요. 이거는 아마 인터뷰를 진행해주신 다른 약사님들도 공감하는 부분이실 거예요. 또한 약사는 약국에서 경력단절 없이 일할 수 있다는 점도 장점이에요. 하고 싶은 일 하다가 또는 육아 때문에 일을 쉬다가도 나중에 다시 일을 할 수 있는 직업이지요. 직장을 옮기는 것도 다른 직업에 비해 굉장히 자유로워요. 직장인들은 한

번 직장에 몸담으면 회사를 옮기기가 쉽지 않은데 약사의 경우 더 좋은 조건으로 쉽게 옮겨 갈 수도 있답니다. 가장 큰 장점은 보람 있는 직업이라는 점입니다. 매년 새로운 약이 나오고 새롭게 공부해야 할 내용도 많아지긴 하지만, 나의 지식으로 다른 사람에게 도움을 준다는 것에서부터 오는 뿌듯함이 제가 약사가 된 이유예요. 지금도 몸이 불편하여 약국에 방문하시는 분이 며칠 뒤에 "다행히 약사님 덕분에 몸이 좋아졌다"라는 얘기를 들을 때의 그 뿌듯함! 그러한 직업적인 보람 덕분에 하루하루 힘이 되는 거 같아요.

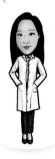

톡(Talk)!
심현진

| 좋은 점 |
환자의 건강한 삶을 고민하다 보면
자연스럽게 나도 건강해지는 선한 직업이에요.

약사라는 제 직업을 정말 사랑합니다. 제가 저의 직업을 가장 좋아하는 이유는 약사가 보건의료에 기여하는 선한 직업이기 때문이에요. 약사는 상대의 건강을 해칠 수 없는 직업으로, 내 소득이 올라감과 동시에 상대는 건강해져요. 얼마나 매력적인 직업인가요? 또한 약사로서 지속해서 건강한 삶에 대해 고민하고 학습하다 보니 자연스럽게 건강해지는 것 같다는 생각도 들어요. 약사의 직능이 4차 산업혁명이 도래하면서 그 중요성이 줄어들고 인공지능에 의해 대체될 것이라는 의견이 많았는데요. 실제로 그 때문에 걱정하는 친구들도 많았고요. 저마다 대체되지 않는 역량을 본인의 직능과 함께 키우고, 항상 성장하려는 직군이 약사라는 직군이기에 약사라는 직업은 새로운 모습으로 더욱 발전할 수 있는 직업이죠.

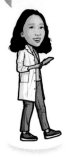

| 힘든 점 |
전문적이고 정확한 지식으로 환자를 상담해야 하기에 책임감이 따릅니다.

책임감이 많이 따르는 직업입니다. 환자와 상담을 할 때 '개인적으로 좋다'가 아니라, 전문적이고 정확한 지식을 기반으로 설득할 수 있어야 해요. 일반적인 상식보다 깊고 전문적으로 공부해서 확실히 알고 있어야 합니다. 파워블로거나 인플루언서가 아닌 전문인이기 때문에 내가 제공한 정보에 대한 책임감을 느껴야 합니다. 그래서 유튜버가 되어볼까 생각하다가도 약사라는 타이틀을 생각하면 가볍게 시작할 수 없다고 생각하게 됩니다. 최근 방송 채널을 운영하며 쌍방향 소통을 하는 약사님들도 많다고 들었어요. 복약지도나 다양한 약물에 대한 이야기들을 보다 전문적인 지식을 바탕으로 전할 수 있다는 장점도 있겠지만, 그만큼 말과 행동을 신중히 해야 한다고 느껴요. 그리고 예상하시겠지만 복지가 좋은 편은 아니에요. 점심시간도 짧은 편이고요. 규칙적인 점심시간이나 휴식 시간이 정해져 있지 않은 약국이 대부분입니다. 손님이 많아서 일이 많이 밀려있는 경우에는 화장실도 자유롭게 못 가는 경우가 다반사이지요. 일반적으로 휴가가 길지 않고, 갑자기 아플 때 당장 내일 병가를 내기도 쉽지 않아요. 대체휴일이나 명절에 일하는 경우도 많고요. 약국이 필요한 순간은 매 순간이니까요. 지금은 익숙하지만, 초반엔 이런 근무환경이 너무 힘들었답니다.

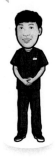

| 힘든 점 |
업무에 익숙해지다 보면 매너리즘에 빠질 수도 있어요.

끊임없이 공부해야 하는 직업은 맞지만, 하루하루 익숙해지다 보면 업무가 일상화되고 무기력함에 빠지는 케이스도 꽤 많다는 점이에요.

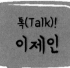

| 힘든 점 |

병원약사의 경우 주말이나 공휴일에 나와서
근무해야 하는 경우가 있어요.

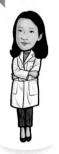

병원에서의 정규직 약사의 경우 평일에는 오전 8시 30분부터 오후 5시 30분까지 근무해요. 야간 근무는 전담 약사가 근무하고 있어요. 병원의 경우 365일 24시간 약제팀에 담당 인력이 배치되어 있어야 해요. 응급환자가 약이 필요한 경우도 많고, 갑자기 아파서 응급실에 왔다가 퇴원하는 환자들도 많기 때문에, 필요한 약을 준비해서 투약하고 전달할 수 있어야 합니다. 야간 근무 담당 약사는 오후 5시 30분부터 오전 8시 30분까지 근무해요. 근무 시간에 있었던 일을 빠짐없이 잘 인수인계 하는 것도 중요한 일이랍니다. 주말과 공휴일은 순번을 정해 당직근무를 하고 있어요. 1달에 2회~3회 정도 당직근무를 해야 하는데 따져보면 주 5일 근무가 아니에요. 회사나 공무원은 주 5일 근무인데, 주말이나 공휴일에 나와서 일을 해야 하니까 그들과 비교하면 그런 부분이 단점인 것 같아요.

| 힘든 점 |

새로운 약품이나 약품 정보에 대한 공부를
게을리 해서는 안됩니다.

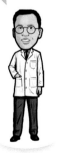

뒤처지면 안 된다는 부담이 커요. 제약산업은 계속 성장하는 산업이고, 유행이 계속 바뀌는 산업이죠. 어제는 문제없던 약품이 오늘은 회수대상이 되기도 한답니다. 새로운 것을 계속해서 쫓아가야 하는 분야이기 때문에 내가 뒤처지면 회사 전체에 악영향을 미칠 수 있어서 공부를 게을리할 수 없답니다. 약사는 여러모로 안정적인 직업이고, 생계유지에 어려움은 없어요. 하지만 그러한 안정감 때문에 현실에 안주하고 더 노력하지 않는다면 경쟁이 치열한 분야에서는 도태되고 발전이 있을 수 없습니다.

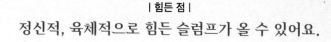

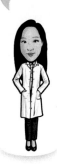

톡(Talk)!
심현진

| 힘든 점 |

정신적, 육체적으로 힘든 슬럼프가 올 수 있어요.

저의 경우에 쉴 때는 분명 회복한 것 같은 느낌이 들다가도 다시 일을 마주할 때면 이내 지쳐버리는 경우가 있었어요. 이는 근본적인 해결을 하지 않았기에 나타나는 당연한 결과였던 것 같아요. 모든 일에는 난관이 있잖아요. 슬럼프를 발돋움의 기회로 삼아 슬럼프 기간에 그동안 생각은 해왔으나 도전하지 못했던 새로운 아이디어를 실행하려고 노력합니다.

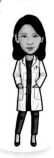

톡(Talk)!
최정윤

| 힘든 점 |

다양한 의료진과 함께 일하는 경우가 많으므로 원만한 관계형성이 필요해요.

병원 약사의 경우 의사 및 간호사 등과 함께 일을 하게 되는데 가끔 주도적으로 일을 하지 못하는 경우도 있어요. 그런 부분을 견디기 어려워한다면 힘들 수 있어요. 아무래도 의약품은 의사나 간호사와도 연관 있는 분야다 보니, 완전히 떼어놓고 생각할 수가 없어요.

약사 종사 현황

◆ 입직 및 취업 방법

약사 면허 취득 후 개인 약국을 개업할 수 있으며, 대형약국에서 관리약사로 근무할 수 있다. 병원 및 제약회사, 화장품제조업체, 건강식품업체, 약학 관련 연구소 등으로 진출할 수 있다.

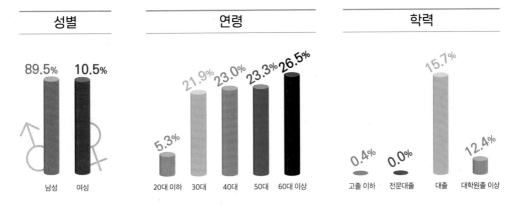

성별	연령	학력

성별
- 남성 89.5%
- 여성 10.5%

연령
- 20대 이하 5.3%
- 30대 21.9%
- 40대 23.0%
- 50대 23.3%
- 60대 이상 26.5%

학력
- 고졸 이하 0.4%
- 전문대졸 0.0%
- 대졸 15.7%
- 대학원졸 이상 12.4%

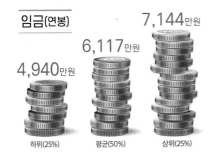

임금(연봉)

- 하위(25%) 4,940만원
- 평균(50%) 6,117만원
- 상위(25%) 7,144만원

약사의 성별 비율은 거의 동일하고, 40대 이상 근로자의 비율이 높다. 학력은 대졸 이상인 경우가 대부분이며, 임금 중위수는 연 6,117만 원으로 나타났다.

약사 면허등록자 및 약국 수 현황

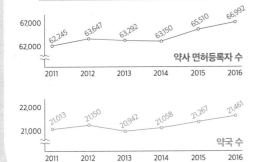

약사 면허등록자 수

2011	2012	2013	2014	2015	2016
62,245	63,647	63,292	63,150	65,510	66,992

약국 수

2011	2012	2013	2014	2015	2016
21,013	21,150	20,942	21,058	21,267	21,461

향후 10년간 약사의 고용은 다소 증가할 것으로 전망된다. 「2016~2026 중장기 인력수급 전망」(한국고용정보원, 2017)에 따르면, 약사는 2016년 약 346,000명에서 2026년 약 392,000명으로 향후 10년간 46,000명(연평균 1.3%)정도 증가할 것으로 전망된다. 한국보건의료인국가시험원에 의하면 약사면허 취득자는 2018년에는 1,839명, 2017년에는 1,868명, 2016년에는 1,799명으로 최근 3년간 연평균 약 1,835명 정도의 약사가 배출되었다.

출처: 워크넷

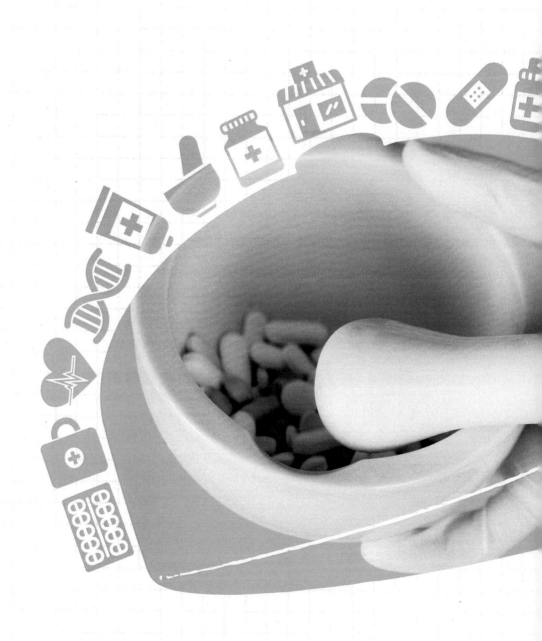

CHAPTER

|2|

약사의

생생
경험담

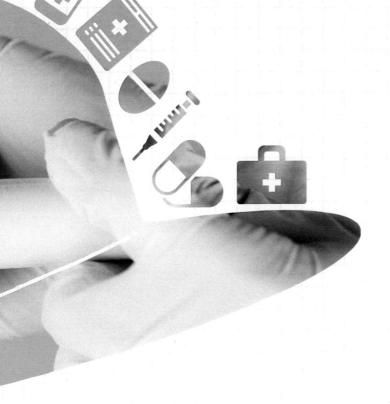

미리 보는 약사들의 커리어패스

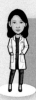

최정윤 약사   이화여자대학교 약학과 졸업
서울아산병원 임상시험센터      하나제약 안전관리책임자
IMS헬스
부광약품 PV(약물감시)팀

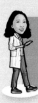

김윤경 약사   조선대학교 졸업   부산 새대학약국
인천 열린연세약국

김건호 약사   부산대학교 학사
ROTC 47기   경성대학교 학사

이재흥 약사   충남대학교 학사
충남대학교 석사   삼양제넥스
이수앱지스

이제인 약사   중앙대학교 졸업   성균관대학원 졸업

심현진 약사   고려대학교 입학 후 PEET 응시
헬스경향 신문사 인턴기자   이화여자대학교 약학사·석사
학위 취득

> 이화여자대학교 임상보건융합대학원
> 임상보건학과 석사(최우수 졸업)

> 현) 한국의약품안전관리원
> 　　의약품부작용피해구제본부
> 　　피해구제조사팀 과장(약물역학조사관)

> 서울 파랑새약국

> 현) 테헤란약국

> 동의의료원 약제부

> 현) 별빛약국 대표약사
> 　　의약품 안전교육 강사

> KT&G 생명과학
> 아키젠바이오텍

> 현) 에이프릴바이오

> 한양대구리병원 약제팀

> 현) 한양대구리병원 약제팀장

> 개인블로그 시작
> 전자책 <블로그로 오토약국 만들기> 출간

> 현) 약국브랜딩연구소 개설

어린 시절 특별한 학습력과 독서 습관과 더불어 게임에도 프로 다운 면모를 보였다. 하지만 현실적인 진로를 마주하면서 약사의 길을 선택하게 되었다. 약대를 다니면서 경영학을 부전공할 정도로 학문에 대한 남다른 도전을 보였다. 이화여자대학교 약학과를 졸업하고 서울 아산병원 임상센터에서 근무 후, 하나제약의 안전관리책임자, 부광약품 PV(약물감시팀) 등의 경력을 쌓았다. 일을 해나가면서 학업에 대한 갈증이 생겨 이화여자대학교 임상보건융합대학원에서 석사과정을 취득했다. 현재는 한국의약품안전관리원의 의약품부작용피해구제본부 피해구제조사팀에서 과장으로 약물역학조사관의 역할을 수행하고 있다. 컴퓨터공학이나 빅데이터, 경제학 등 다양한 분야를 약학과 접목해보려고 시도하고 있다. 약학 분야가 미국이나 유럽에 뒤처져 있기에, 더욱 전문화하기 위하여 후진 양성에도 뜻을 두고 있다.

한국의약품안전관리원 약물역학조사관
최정윤 약사

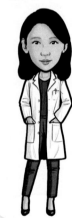

현) 한국의약품안전관리원 의약품부작용피해구제본부
　　피해구제조사팀 과장(약물역학조사관)
・이화여자대학교 약학과 졸업
・서울아산병원 임상시험센터
・하나제약 안전관리책임자
・IMS헬스
・부광약품 PV(약물감시)팀
・이화여자대학교 임상보건융합대학원
　임상보건학과 석사(최우수 졸업)

약사의 스케줄

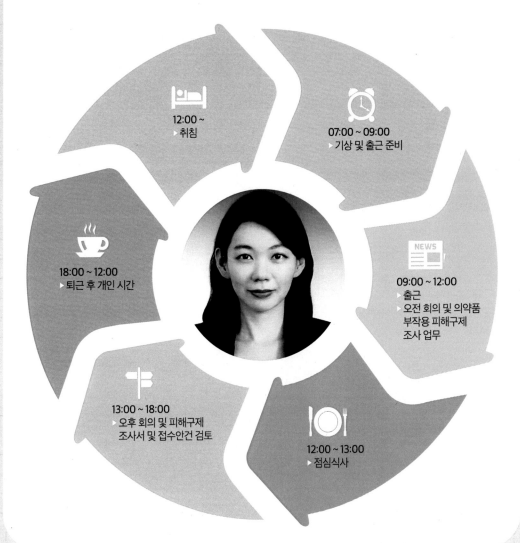

최정윤 약사의 **하루**

12:00 ~
▶ 취침

07:00 ~ 09:00
▶ 기상 및 출근 준비

18:00 ~ 12:00
▶ 퇴근 후 개인 시간

09:00 ~ 12:00
▶ 출근
▶ 오전 회의 및 의약품
  부작용 피해구제
  조사 업무

13:00 ~ 18:00
▶ 오후 회의 및 피해구제
  조사서 및 접수안건 검토

12:00 ~ 13:00
▶ 점심식사

게임마니아가
약사의 길을?

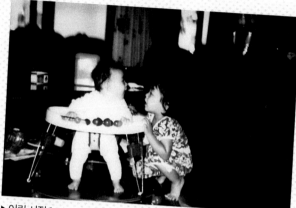

▶ 어린 시절 1

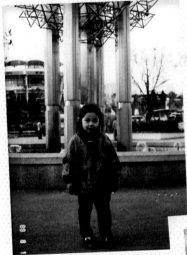

▶ 어린 시절 2

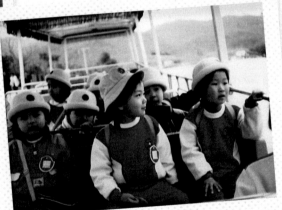

▶ 어린 시절 3

부모님이 맞벌이하셨어요. 아버지는 공기업을 다니셨고, 어머니는 자영업을 하셨어요. 당시 당구장이랑 카페를 운영하셨는데, 현재는 카페만 하고 계십니다. 두 분이 항상 늦게 퇴근하셨기 때문에 초등학교 저학년 때에는 할머니와 함께 생활했어요. 할머니는 주로 밥을 챙겨주셨고, 아프면 병원에 같이 가주셨지요. 그러다 보니 어릴 때 공부를 시키거나 학업적으로 챙기는 분위기가 아니었어요. 건강하게만 자라면 된다는 주의였습니다. 그래서인지 어릴 때 독립적으로 사고하고 행동했던 것 같아요. 학교 다녀오면 집에서 비디오게임을 많이 하고 책도 보고 밖에 나가서 친구들이랑 축구하고 공기놀이하고 놀았어요.

전 성격이 매우 활발한 편이에요. 다른 친구들의 경우에는 부모님들이 집에 계시면서 통제도 하고 못 놀게 하고 그랬는데, 저는 상대적으로 부모님께서 통제하는 부분이 적을 수밖에 없어서 주로 밖에서 친구들이랑 놀 수 있었어요. 그래서인지 자연스럽게 제가 발언권이 많았고 대장 노릇을 했어요. 남자 여자 구분 없이 다 섞여서 많이 놀았는데, 제가 무리를 이끌고 다녔어요. 그때 그렇게 시간을 보내면서 자연스럽게 리더십이 생긴 것 같기도 해요. 남녀 구별 없이 함께 놀았던 덕분에, 성장한 후에도 의견을 제시하거나 발표하는 자리에서도 사람들 앞에서 주눅 들지 않는 편인 것 같아요.

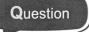

공부는 잘하는 편이었어요. 제가 기억하는 한 언제나 성적이 상위권이었어요. 부모님께서 공부를 억지로 시키지 않으시다 보니 오히려 학교에서 수업 듣는 걸 재밌어하는 편이었어요. 만약 누가 공부를 시키고 억지로 해야 하면 안 했을 것 같아요. 집에서 부모님은 너무 바쁘셔서 제가 뭘 하든 크게 관여하시지 않았거든요. 지금 생각해보면 관심을 받고 싶어서 공부를 열심히 했던 것 같기도 해요. 공부를 잘하니까 학교 선생님이 예뻐해 주고 친구들도 관심을 더 보였던 것 같아요. 수업 시간에도 누구보다 집중해서 눈을 반짝거리면서 수업을 들었어요. 부모님과 할머니를 제외한 가장 가까운 어른이 선생님이었기 때문에 귀여움을 받고 싶어 했나 봐요. 아직도 생각나는 선생님이 있어요. 초등학교 1학년 때 담임 선생님이었는데, 그때 제가 교내시험을 엄청나게 잘 봤어요. 시험을 잘 봤더니 선생님이 너무 좋아하시고 칭찬해 주셨어요. 제가 계속 겸손해하려고 하면 선생님이 오히려 말리셨어요. 네가 노력해서 얻은 결과니까 자신을 낮추지 말라 하셨어요. 노력해서 얻은 보상에 대해선 충분히 누려도 괜찮다고 말해주셨죠. 그때 선생님의 말씀 덕분에 현재까지도 공부라는 종목에서는 최선을 다해서 열심히 하는 것 같아요.

Question 진로를 탐색했던 과정이 궁금하군요?

누구나 어린 시절이 그랬겠지만, 저 역시 꿈은 명확하지 않았어요. '과학자' 정도가 꿈이었던 것 같아요. 그냥 친구들이랑 함께 게임하고 놀고 공부하는 게 즐거웠죠. 친구들 사이에서 인기가 많았던 건지 중학교 때까지는 항상 반장을 했었어요. 중학교 때 살던 동네가 공부를 많이 하는 동네였어요. 학교 끝나면 친구들이 다 학원에 다녔는데, 저도 그때 교과목에 대한 학원을 처음 다녔어요. 물론 피아노랑 서예학원 정도는 다니고 있었죠. 친구들이랑 학원도 같이 다니고 학원 끝나면 PC방에서 게임도 많이 했답니다. 이러한 어린 시절의 경험이 약사편에 참여하게 된 이유가 된 것 같기도 해요. 혹시나 약사가 되고 싶은 친구들 중에 제가 도움이 될 부분이 있다면 진심으로 돕고 싶거든요.

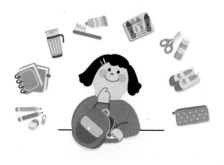

게임 수준이 굉장하다고 들었습니다.

중학교 시절 친구들이랑 리니지를 했었어요. 리니지는 게임매니아라면 모를 수 없는 게임이죠? 사실 여자애 중에는 저처럼 열심히 하는 친구를 잘 보지는 못했는데요. 전 정말 리니지를 꾸준히 했는데, 나중에 그만둘 때 현금 몇백 만 원 벌었던 거 생각하면 정말 많이 한 것 같아요. 실제로 리니지를 전업으로 하는 분들도 꽤 있다고 들었어요. 그걸 어렸을 때부터 알았더라면 지금 약사 업무 대신에 게임만 하고 있었을지도 몰라요. 그 당시에 게임과 학업을 병행했었는데, 딱히 학업에 문제가 있던 적은 없었어요. 반에서는 항상 1등을 했었고, 전교에서도 성적이 나쁘지 않았어요. 공부할 때에는 공부에 전념하고 게임은 스트레스를 푸는 정도였었죠.

집에서 공부할 나이에 게임을 한다고 꾸중하시지는 않았나요?

저는 일단 공부와 게임 모두에 욕심이 많은 욕심쟁이였어요. 그래서 '공부도 게임도 모두 열심히 하자'라는 생각이 기본적으로 마음에 내재하여있었고요. 부모님은 일하고 계셔서 제가 학원 끝나고 PC방을 다녀와도 집에 안 계실 때가 많았어요. 돌이켜보면 제가 학업을 놓치지 않은 게 신기하기도 해요. 친구들 말로는 네가 머리가 타고나서라는데 그렇다기보다는 모든 일에 욕심이 많았던 성격이 한몫한 것 같아요. 비록 어머님이 학업에 크게 관심 없으시고 방임하는 스타일이셨던 게 아찔하기는 하지만요. 지금 생각해보면 그렇게 일부 무관심했던 부분이 개인적으로는 도움이 된 것 같아요. 온실 속에서 자란 화초보다는 길에서 바람도 맞고 강인하게 자라는 들풀 같은 캐릭터가 저였던 것 같아요. 친구 부모님 중에는 공부하는 걸 감시하고, 늦게까지 공부시키는 분들도 있었는데, 친구가 매우 스트레스받고 성적도 원하는 만큼 안 나왔던 것 같아요. 공부는 앉아있는 시간보다는 공부의 절대적인 질과 집중력이 훨씬 중요한 것 같아요. 집중해서 확실히 공부하는 게 성적을 잘 받는 요령인 것 같습니다. 시간 관리도 더욱더 수월하게 할 수 있고요.

Question 원래부터 약사가 되고 싶었나요?

학생 때는 약사가 되고 싶다고 생각한 적은 없어요. 약사뿐만 아니라 딱히 꿈이 명확하지 않았어요. 그냥 성적이 잘 나오면 스스로가 기분이 좋고, 선생님에게 받는 칭찬이 좋았어요. 그리고 부모님과 꿈에 관해서 이야기를 나눠본 적도 없었던 것 같아요. 수능 잘 치면 어디든 갈 수 있고, 성적 잘 나오는 거 자체가 좋아서 열심히 공부했던 것 같아요. 사실 약대 하면 의대를 준비하다가 성적이 조금 부족해서 간다는 인식이 더러 있는데요. 제 경우에는 수능을 치른 후, 수능 성적을 가지고 의약 계열에서 많이 고민하다가 약대를 선택하게 되었죠. 친척 어른 중에 치과의사, 한의사가 계셨는데 저에게 약사를 추천해 주셨어요. 물론 의사도 좋죠. 하지만 의대는 공부하는 기간이 길고 체력적으로 힘든 게 사실이죠. 제가 왜소하고 약해 보였는지 수련 기간이 짧고 근무 여건이 수월한 약사가 더 맞으리라 생각하셨던 것 같아요. 이런 사소한 이유로 약대를 선택하게 되었지만 결국 약대는 제 적성과 잘 맞는 선택이었어요. 운이 좋았죠.

Question 진로 선택에 있어서 아쉬운 점은 없나요?

좀 아쉬운 건 어린 시절 진로에 대해 좀 더 진지하게 고민했으면 하는 부분이에요. 좀 더 이른 시기에 나에게 맞는 적성을 먼저 찾고, 하고 싶은 일을 정해서 그 기준에 맞춰 공부 방향을 설정했다면 훨씬 수월하고 재밌게 공부할 수 있었을 겁니다. 실제로 어린 시절부터 너무 동물을 좋아해서 수의대에 간 친구가 있는데 '나라면 어땠을까'하는 생각도 하거든요. 제 경우엔 운 좋게 적성에 맞는 약대를 선택할 수 있었지만, 만약 약대가 적성에 맞지 않았다면 아직도 고통스러울 것 같아요. 그래서 제 자식에게는 어느 정도 길잡이 역할을 해주고 싶어요. 저는 어린 시절 길잡이 역할을 해주시는 어른들이 별로 없었거든요. 적성과 성격을 잘 고려해서 본인에게 맞는 분야를 찾는 노력은 매우 중요합니다. 그래서 진로 교육이 더욱 필요하다는 생각도 들고요. 이 책을 읽는 청소년들이 꼭 본인의 꿈을 빨리 찾을 수 있길 바라요.

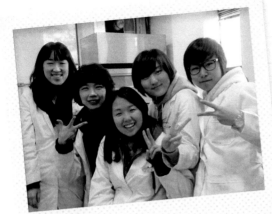

▶ 약대 친구들과

여러 경력이
공직약사를
향하다

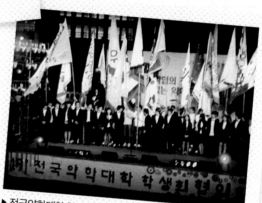

▶ 전국약학대학 학생회협의회

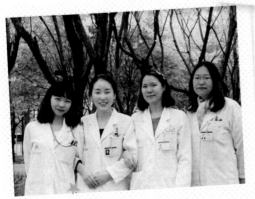

▶ 아산병원 동료들과

서대문구에 위치한 이화여자대학교에 진학하게 되었어요. 여자대학교라 하면 보통 폐쇄적이고 학생들끼리 시기와 질투가 많을 거로 생각하는데, 실제로 그렇지 않아요. 오히려 자매애가 있고, 서로 많이 챙겨주는 분위기였어요. 여대는 무슨 일을 하더라도 스스로 해야 해요. 여자밖에 없으니까요. 보통 남녀공학에서는 힘든일 궂은일을 남자들이 맡아서 하고, 일을 잘 못하고 있으면 옆에서 도와주다가 사랑이 싹트기도 하잖아요. 어쨌든 남녀공학에서는 남자들이 중심이 되는 부분도 있는데, 여대는 그런 게 없어요. 학생회장도 과대표도 여자가 하고, 회장도 당연히 여자가 해야 하죠. 여대생들은 아무것도 모르는 공주님일 거라는 생각은 금물이에요. 오히려 만능 박사에 가까워요. 저의 경우에는 모든 일을 저절로 자주적으로 하게 된다는 점이 좋았어요.

3학년 때 학생회장을 했는데, 회장직을 맡기 전까지는 학교행사에 거의 참여하지 않았어요. 사적인 모임이 많았고, 친구들이 많아서 친구들 만나고 다니느라 시간을 다 썼어요. 과외도 많이 했어요. 경제적으로 독립을 하고 싶어서 스스로 돈을 벌려고 했었던 것 같아요. 과외 수입을 용돈으로 쓰고, 예금 적금 들면서 돈 모아서 여행도 가고 했지요. 회장직을 맡을 때는 일이 많아서 학생회 일에 집중했었어요. 평소 해보지 않았던 일이었기 때문에 어려움이 많았어요. 저 혼자 잘 해내고 싶다고 되는 직무와 위치가 아니었고, 다양한 구성원들의 의견을 듣고 대내외적으로 학교의 의견을 반영해야 하는 일도 있고요. 다행히 친한 친구이자 선배가 많이 도와주고 챙겨줘서 잘 해낼 수 있었어요.

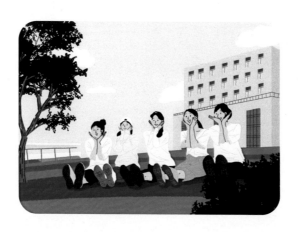

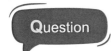
1학년 때 교양과목으로 경영학 강의를 들었어요. 교수님이 경영학이란 학문은 내 삶을 경영하는 데에도 도움이 될 거란 얘기를 해주셨는데, 마침 경영학에 관심이 있던 터라 부전공을 하기로 했어요. 대학에는 복수전공과 부전공 제도가 있으니 참고하시면 좋을 것 같아요. 약대에서 배우는 과목들은 기초적인 학문이 많아요. 고등학교 때 배운 생물, 화학의 연장선이랄까? 경영학은 그와 반대로 실제 생활에 응용을 할 수 있는 학문이에요. 약학과 수업만으로도 바쁜 상황에 경영학과 수업까지 들으려니 바쁘고 힘들었지만, 경영학 공부가 재밌어서 열심히 했답니다. 심지어 전공이었던 약학과보다 경영학과 학점이 높게 나올 정도였으니까요. 약학과에만 있었다면 저 혼자의 세상에 갇혀 지냈을지도 모르는데 경영학을 부전공했던 경험은 지금까지도 정말 많은 도움이 되고 있어요. 약학을 이미 공부하고 있는 친구들이 이 책을 볼지도 모르겠네요. 약사로서의 길을 가고 있는 친구들이 있다면 약학 지식뿐만 아니라 다른 학문에 대한 호기심을 잃지 않기를 바라요. 약사라는 직업이 폐쇄적으로 변하기도 쉬운 직업이라 다양한 부분에 귀를 열고 배우는 자세를 가지는 게 중요하다는 생각이 듭니다.

약학을 전공하는 것이 힘들지는 않으셨나요?

약학 과목 중 가장 흥미가 있었던 것은 '임상약학'이라는 과목이네요. 임상약학은 약을 복용하고 우리 몸 안에서 약효가 발현되고 부작용이 어떻게 나타나는지 과정을 살펴볼 수 있는, 실제로 겪을 수 있는 일을 공부하는 학문이에요. 지금 제가 하는 일(약물역학조사관)과도 굉장히 연관이 있네요. 약의 단편적인 효능과 적용에 대한 이야기만 배우는 것이 아니라, 어떻게 우리 몸 안에 나타나고 실마리를 풀어가는 과정에서 더욱 흥미를 느꼈었던 것 같아요. 개인적으로 약학에서 중요한 부분이라고 느끼기도 했고요. 그래서인지 대학원에서도 임상약학이라는 과목을 선택하여 전공했어요. '내가 하고 싶은 공부는 즐겁게' 생각하며 하는 편이라 석사과정임에도 열정적으로 다닐 수 있었던 것 같아요. 좋아하는 과목은 누구나 열심히 공부하게 되잖아요? 저도 좋아하는 만큼 재밌게 공부할 수 있었고, 그러다 보니 최우수 졸업도 할 수 있었어요. 석사과정 중에 임신해서, 중간에 중단할 수도 있었지만, 임신한 상태로 논문까지 잘 마무리 했었어요. 출산하고는 병원에서 영어 논문도 썼답니다. 의무는 아니었지만, 좋아하는 공부다 보니 열심히 하게 되더라고요.

Question **약대 시절부터 공직약사(약물역학조사관)에 뜻이 있으셨나요?**

솔직히 공직약사(약물역학조사관)에 대해서는 전혀 생각이 없었어요. 오히려 화학을 좋아해서 일반 연구소를 생각했었는데, 임상약학 수업을 들으면서 생각이 바뀌어 첫 직장을 병원으로 다니게 되었어요. 첫 직장은 서울아산병원이었어요. 유명하고 큰 대학병원이라 임상 쪽으로 배울 부분이 많을 거로 기대하고 들어갔어요. 그런데 생각했던 것보다는 아주 달랐어요. 병원에서 하는 모든 일을 하는 줄 알았는데, 매우 좁은 범위의 일만 했었지요. 아무래도 병원 규모가 크다 보니 분업이 세분되어 있어서 그랬던 것 같아요. 이건 대학을 졸업한 사회초년생들이 대기업에 들어갔을 때와 비슷한 기분일 거예요. 처음엔 조제 투약파트에서 일했어요. 1년 동안 기본적인 조제 업무를 한 후 부서이동이 있었는데, 마침 임상시험센터에서 약사로 일하게 되었어요. 식품의약품안전처(식약처)로부터 의약품 허가를 위해선 임상시험을 해야 하는데, 그와 관련된 일을 했어요. 임상 시험 약에 대해 설명도 하고, 투약 후 부작용에 대해 기록도 했어요.

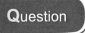

  임상 업무를 하다 보니 제약회사 사람들과 접촉이 많아졌고, 회사에서 일하고 싶다는 생각이 들었어요. 더 늦어지면 회사생활을 경험할 수 없을 것 같았고, 마침 친구가 다니는 회사에서 사람을 추가로 뽑는다고 하여 회사로 이직하게 되었죠. 회사에서는 안전관리 책임자로서 일했어요. 약물 감시 업무를 하는 자리인데, 회사의 약에 대한 부작용 관련 자료를 취합하고 식약처에 보고하는 자리예요. 회사에서 안전관리 책임자 관련 교육을 듣다 보니, 약물감시 쪽 교육을 많이 받게 되었고, 흥미가 생겨서 그 이후로 다른 회사에 이직해서도 관련 업무를 했던 것 같아요. 현재는 공직약사(약물역학조사관)로서 관련된 일을 하고 있는데 지금까지 했던 일들이 잘 어우러져서 지금의 자리에 있는 것 같아요. 꼬리에 꼬리를 물고 제 직업은 여기까지 이어져 온 것 같은데요, 돌아보면 각 시기에 맞는 저의 관심 사항들이 있었고 그런 부분들에 대한 궁금증이 더해져서 진로도 정해지게 된 것 같습니다.

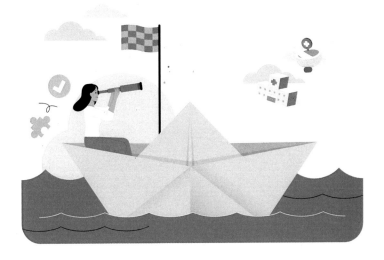

Question 직장생활에서 특별히 기억에 남는 에피소드가 있으실까요?

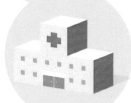

첫 직장이었던 아산병원에서 UM님(unit manager)이 아직도 기억이 나고 감사해요. 병원은 일이 많고 바쁘고 정신이 없어서 실수가 빈번하게 일어나는 편이었어요. 물론 전혀 그런 일은 일어나서는 안 되었고, 여러 번의 재확인 작업을 통해 사고로 이어지는 경우는 잘 없지만요. 실수가 있을 때마다 UM님이 이런 실수는 개인의 책임이 아니고, 시스템적인 문제니까 시스템을 보완하도록 하자며 문제해결에 집중하셨어요. 사실 어떻게 보면 개인의 실수로 치부하고 저 혼자 책임을 지거나 담당자만 문책하는 형태로 끝날 수도 있는 일이었을 텐데요. 실질적인 문제의 본질에 접근하셨던 거죠. 이건 일반 회사도 마찬가지라고 생각해요. 병원뿐만 아니라 모든 방면에서 누구나 실수가 있을 수 있는데, 감정적으로 접근하지 않고, 이성적으로 풀어나가는 모습이 매우 인상적이었고, 신입 시절에 조금 더 즐겁게 병원 생활을 할 수 있었던 것 같아요. 실제로 UM님 덕분에 시스템을 많이 고치고 보완해서 실수를 점차 줄여나가게 되었고, 이러한 부분은 결과적으로 전체 시스템 개선에 크게 기여를 했던 것 같아요.

Question 왜 안전관리 업무를 하게 되셨는지 궁금해요.

처음에는 신약개발이 약사로서 갖는 가장 중요한 업무라고 느꼈어요. 실질적인 보람도 가장 많이 느끼리라 생각했고요. 그 때문에 나름대로 인류에 기여하는 중요한 일을 해보고 싶어서 회사에서 RA팀(의약품 개발, 허가관리) 관련 업무를 했어요. 근데 안전관리 책임자로서 역할을 겸임하게 되면서 약물 감시 업무를 해보니 이 업무가 오히려 약사가 반드시 해야 하는 업무라는 생각이 들었어요. 의약품은 약효와 함께 부작용이 나타나기 마련인데, 약물 부작용이야말로 약사들이 꼭 체크해야 하는 부분이라고 생각해요. 내가 관심을 두고 업무를 하지 않고 약사가 약물 감시 업무를 하지 않는다면, 의약품 사후관리에 전문성이 떨어질 수밖에 없다고 생각합니다. 개인적으로 많은 약사가 이 분야에 많은 관심을 가졌으면 하는 바람이에요.

Question 의약품 사후관리가 중요한 이유는 무엇인가요?

많은 약사가 의약품 부작용에 관심을 가지고 사후관리에 힘을 보탠다면 더 양질의 부작용 관련 자료들을 모을 수 있고, 그 자료를 바탕으로 많은 부분을 개선하고 사회에 공헌할 수 있을 것으로 생각해요. 의약품 사후관리는 부작용에 대한 조치도 중요하지만, 가벼운 부작용을 활용해서 약으로도 활용할 수 있어요. 비아그라도 원래는 심혈관계 약물을 시작으로 개발되었고, 실제로 고산병 치료제로도 쓰이지만, 현재는 발기부전 치료제로 쓰이고 있어요. 또 전립선 치료제로 개발되었던 피나스테리드(finasteride) 제제는 현재 전립선 치료제뿐만 아니라 탈모치료제로도 사용되고 있어요. 이런 경우들은 모두 가벼운 부작용을 약으로 개발해서 허가를 받은 경우입니다. 더불어 다이어트하시는 분들은 이미 아시겠지만, 대부분 다이어트약이 부작용으로 그 관리가 엄격하게 규정되고 있지만, '삭센다'라는 주사형 약물은 신진 다이어트 보조제로 주목받고 있어요. 사실 그 성분은 빅토자라는 약으로 당뇨병 환자들을 위해 개발되었다가 그 부작용이 체중감소라는 게 밝혀진 후 새롭게 쓰이게 되었지만요. 이러한 케이스도 의약품 사후관리에 의해 발견된 성과라고 할 수 있습니다.

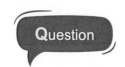

Question 한국의약품안전관리원에서 하시는 일을
구체적으로 알고 싶습니다.

한국의약품안전관리원은 식품의약품안전처(식약처) 산하 기관으로 의약품의 안전정보를 수집, 분석, 평가 및 제공, 의약품 안전사용(DUR: drug utilization review) 정보개발, 의약품 부작용 인과관계 조사 규명, 의약품 부작용 피해구제 사업 및 마약류 통합 관리시스템 운영 등 의약품 안전관리 업무를 수행함으로써 의약품 안전조치를 위한 과학적 의사결정을 지원하는 기관입니다. 그중에서 저는 의약품 부작용 피해구제 본부의 피해구제조사팀에서 근무하고 있어요. 우리 부서에서 약사는 약물역학조사관으로 활동을 하고 있습니다. 의약품 사용 후 의도치 않게 발생한 부작용에 따른 피해를 구제하기 위해 환자의 약물 투약력 등을 조사하고 인과관계 평가를 위해 각종 조사를 진행하고 있습니다. 회사에서 했던 약물 감시 업무는 부작용 사례에 대한 자료를 취합하고 자료를 식약처에 보고하는 게 주요 업무였어요.

한국의약품안전관리원은 회사나 병원 등으로부터 얻은 자료를 관리하고, 방대한 데이터베이스를 바탕으로 약물역학*을 분석하고, 부작용과 같은 시그널을 발견하고 조사하는 업무를 하는 곳인 거죠. 회사에서 내가 취합하고 보고했던 자료를 직접 분석하고 새로운 부작용이나 약효를 발견한다는 것이 너무 매력적이었고, 더 나아가서 부작용에 대해 조처를 하고, 새로운 약효에 따라 약물을 재발견 할 수 있다면 큰 보람을 느낄 수 있을 것 같았습니다. 그래서 한국의약품안전관리원에 입사하게 되었어요. 이직하면서 임상약학 대학원 과정도 생각하게 되었던 것 같아요. 한국의약품안전관리원에서 배우는 것도 당연히 많지만, 더 많이 깊이 공부하면 같은 데이터를 보더라도 더 많은 것을 알 수 있고, 깊이 있는 해석이 가능할 것 같았어요. 실제로 저뿐만 아니라 많은 동료가 석사나 박사과정을 밟으면서 업무를 하고 있어요. 약물 역학은 데이터를 통해 새로운 사실을 발견해 내는 학문이에요. 모든 학문이 그렇겠지만 특히나 아는 만큼 보이는 분야이기 때문에 끊임없이 공부해야 하는 것 같습니다.

*약물역학
　약물역학(약력학)은 인체에 대한 약물의 작용을 의미합니다.
　약물역학은 다음과 같은 약물의 특성을 설명합니다. 치료효과(통증완화 및 혈압강화), 부작용(약물작용 및 화학적 상호작용), 약물이 신체에서 작용하는 위치, 약물이 신체에 작용하는 방법.

　우리의 몸은 정말 신비한 존재잖아요. 정말 많은 경우의 수가 발생하기도 하고요. 인과관계라는 게 생각보다 명확하지 않은 경우가 많은 것 같아요. 예를 들면 의약품 부작용으로 저나트륨혈증이 생길 수가 있어요. 저나트륨혈증은 혈중 나트륨 수치가 낮다는 것인데, 단순히 물을 많이 먹어도 그런 상황이 발생할 수 있어요. 익숙하게는 간 손상의 경우도 마찬가지입니다. 의약품 때문에 간 손상이 일어날 수 있지만, 술을 많이 먹어서 그럴 수도 있고, 노화 때문일 수도 있고, 바이러스 때문일 수도 있어요. 해당 부위에 대한 지병을 알게 모르게 앓고 있는 경우도 있고요. 그래서 해당 부작용이 특정 의약품 때문에 나타났다고 규명하기가 쉽지 않아요. 게다가 우리가 이미 알고 있는 의약품의 부작용에 대해서는 쉽게 의심하고 발견하기가 쉽지만, 이제까지 발견되지 않은 부작용에 대해서는 의약품 때문인지 다른 이유 때문인지 알아채기가 쉽지가 않습니다. 그래서인지 부작용이 원인불명으로 분류되는 예도 있습니다. 일반적으로 저의 입장에서는 환자를 직접 보고 가까이에서 진단을 한 의사 선생님의 의견을 먼저 반영하는 편입니다. 인과관계를 밝히는 다양한 경우의 수를 계산할 때 기저질환 유무 같은 많은 부분에서의 실마리를 가지고 계시기도 하고요. 진단이 어떻게 되느냐에 따라 그리고 소견이 어떤지를 바탕으로 조사를 해야 하는데, 실제 일을 시작할 때 가지고 있는 정보가 많지 않은 경우에는 원인을 규명하는 데에 어려움이 있는 것이 사실입니다.

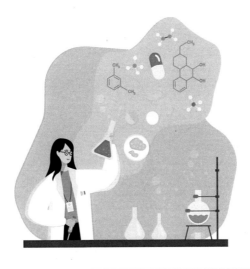

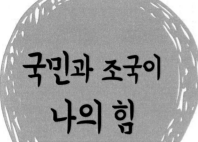

국민과 조국이
나의 힘

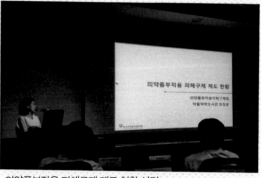

▶ 의약품부작용 피해구제 제도 현황 설명

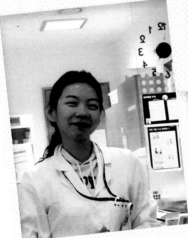

▶ 역학조사관의 업무를
  진행하고 있는 모습

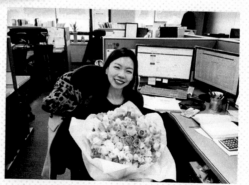

▶ "몸이 고될때도 있지만 역학조사관으로서
  보람을 느낀답니다."

근무환경과 일하는 방식이 궁금하군요.

팀 내에서 각종 케이스에 대해 함께 의견을 주고받으며 조사를 진행하고 있어요. 저는 병원에서 근무했던 시절의 경험과 학문적으로 배운 내용을 바탕으로 업무를 하고 있습니다. 임상약학 대학원에서 배우는 내용이 당연히 도움이 될 때도 많이 있습니다. 임상약학에서는 환자의 증상에 따른 의약품 처방과 그 후의 부작용에 대해서도 공부를 해요. 환자의 의무기록을 참고해서 조사를 하기 때문에 어떤 질병과 어떤 이유로 약을 처방받았는지 자세히 파악하는 데 도움이 되고, 부작용 가능성에 대해서도 넓게 생각할 수 있어요. 부작용에 대한 해외의 최신 사례나 논문도 업데이트하면서 공부도 게을리하지 않는답니다. 뉴스에 부작용 관련 이슈가 보도되면 바빠질 때도 있어요. 재작년에 라니티딘(ranitidine) 제제에 인체발암유발 물질 NMDA가 검출되어 관련 약들이 생산 판매 중지 조치가 있었어요. 뉴스가 되고 나서 관련 민원이 우리 기관으로 접수되었는데 암의 경우에는 노화, 유전 등 의심될만한 원인이 너무 많아서, 특정 원인을 규명하기가 어려웠습니다. 이런 부분이 업무처리를 어렵게 하기도 합니다.

Question 근무하시면서 겪은 애로사항은 없으신지요?

우리 기관에서 의약품 부작용에 대해 조사를 하려면 환자의 의무기록을 참고해야 해요. 의무기록은 의사가 기록하고 병원에서 보관하는데, 의료법에 의해 병원에 보관되고 있어요. 병원에 의무기록을 요청할 때 병원에서는 의료법에 따라 제공할 수 없다고 하는 경우가 있어요. 약사법에는 의무기록을 받을 수 있게끔 되어있지만, 의료법에는 아직 기재되어 있지 않아요. 제도적으로 보완이 필요한 부분이에요. 그런 부분에서 실무적인 애로사항이 있습니다.

Question 역학조사관으로서 느끼는 보람이 있으실까요?

내가 하는 업무가 나라에서, 국민을 위해 필요하다고 법으로 정한 일이고 사랑하는 조국의 국민을 위해 일한다고 생각하면 보람을 많이 느끼게 되네요. 직접 조사를 해서 그 결과가 누군가에게 도움을 줄 수 있다는 것은 일반적으로 약사로서 흔히 할 수 있는 경험은 아니에요. 의약품 부작용으로 인해 병원에 입원하고 치료과정에서 억울한 상황에 부닥치는 환자도 있는데, 내가 하는 일이 도움을 줄 수 있다고 생각하면 더 정확하고 꼼꼼하게 보게 되고 힘이 생기는 것 같아요.

Question 급여 수준에 관한 부분이 궁금해요

솔직하게 말씀드리면, 신입 약사 시절보다 적게 받으면서 역학조사관으로 이직했어요. 승진하면서 신입 시절 월급과 비슷하게 받는 것 같아요. 돈을 많이 벌 생각만으로는 할 수 없는 게 이 일인 것 같아요. 실제로 경력적인 면을 보고 대기업으로 이직하는 분들도 많고, 돈을 많이 벌지 못해서 그만두는 분들도 계세요. 아무도 그들을 탓할 수 없는 게, 결혼하고 가정이 생기면 금전적으로 보충이 필요하잖아요. 하지만 직업을 선택할 때 급여 외에도 중요한 부분이 있답니다. 자아실현 차원에서는 정말 이런 직장이 없는 것 같아요. 나에 대한 긍지와 사회에 대한 책임감이 커지는 것은 물론입니다.

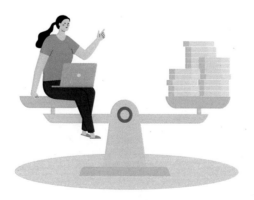

Question 복지 혜택은 괜찮은가요?

급여가 적은 만큼 복지적인 혜택이 많아요. 공공기관은 일반 공무원과 비슷하게 연차 외에도 육아휴직, 병가, 가족돌봄휴가 등 다양한 복지가 있어요. 제가 현재 육아휴직 중인데 한국의약품안전관리원의 경우 현재 육아휴직을 2년 사용할 수 있어요. 다른 분야에 비하면 긴 편이에요. 조퇴도 시간 단위로 할 수 있어요. 아이가 있는 집은 어린이집 하원 시간 때문에 시간 맞추기가 까다로운 부분이 있는데, 조퇴를 활용하면 무리 없이 데리러 갈 수 있어요. 휴직 쪽으로는 복지가 잘되어 있는 편이에요. 예를 들어 제가 갑자기 암에 걸려서 치료 때문에 1년간 못 나오게 되더라도 그 기간 동안 휴직(병가)을 할 수 있어요. 다른 직장의 경우엔 직장을 그만두는 게 일반적이에요. 학위 관련으로 휴직하거나 단축 근무도 할 수 있답니다. 급여적으로 힘들 수 있지만, 본인이 추구하는 라이프스타일을 생각해봤을 때 괜찮은 옵션이 될 수 있을 것 같네요. 가족돌봄휴직의 경우 갑자기 가족 중 누군가가 아플 경우 휴직을 내고 간호할 수 있어요. 당장 누가 아프신 분은 없지만, 만약 부모님이 아프신 상황이 된다면 같이 시간을 보내고 싶네요.

Question 요즘은 취미생활로 무엇을 하고 계시나요?

게임을 좋아하는 성향은 여전합니다. 방탈출 게임을 좋아해요. 요즘엔 육아해야 해서 자주 못 하지만 기회가 될 때마다 하고 있어요. 제가 단서를 가지고 문제를 해결하는 일을 좋아하는 것 같아요. 현재 하는 일이 그런 성격의 일인데, 취미도 비슷한 걸 하는 것 같네요. 그리고 아이가 아직 어려서 외부활동을 못 했어요. 집에서 TV랑 영화만 봤던 것 같아요. 물론 코로나의 영향도 있고요. 아이가 잠들면 남편이랑 몰래 아파트 단지 산책 정도는 했어요. 점점 따뜻해지고 아이도 조금 커서 조금씩 나들이 할 수 있을 것 같습니다.

Question 어떤 약사로 남고 싶으세요?

이번에 석사학위를 준비하는 과정에서 학계에 남아 공부하면서 후진 양성에 힘을 보태고 싶다는 생각했어요. 앞으로 박사학위도 도전해보려고 해요. 생각보다 제가 약학 공부를 재미있어하고 즐기는 것 같아요. 전통적인 약사 분야나 학교에서 배울 수 있는 분야가 아닌 새로운 길을 개척하고 싶어요. 컴퓨터공학, 빅데이터, 약물경제성 등 다양한 분야를 공부하면서 접목해보고 새로운 길을 개척하고 싶은 욕심이 생깁니다. 또 유학도 생각하고 있어요. 약학 분야는 미국이나 유럽이 앞서고 있고 약물역학 분야는 우리나라가 더욱 뒤처진 상황이에요. 약물역학에 다양한 분야들을 접목하고 전문화한다면 의약산업에도 많은 도움이 될 것이고, 후진 양성에도 의미 있는 기여를 하리라 기대합니다.

Question 약학대학으로의 진학을 꿈꾸는 청소년과 약대생에게 조언 한 말씀.

약대생으로서 대학 생활은 즐겁고 안정적입니다. 아마도 다른 과에 비해 상대적으로 취업에 대한 걱정이 적기 때문일 테죠. 그렇기에 저학년 때는 학점을 뒤로하고 즐거운 대학 생활을 즐기는 것도 가능하답니다. 하지만 즐거움에 취해 공부를 안 할 수는 없겠죠. 3학년 이후부터는 학문적으로 습득해야 할 내용이 많은 시기라서 공부에 신경 써야 하고 4학년이 끝난 후에는 약사가 되느냐 마느냐를 결정하는 중대한 시험인 약사 국가고시가 있습니다. 약사 국가고시에 합격해야 약사면허증을 획득할 수 있어요. 국가고시가 흔히 생각하기로는 공부의 마지막처럼 느껴지겠지만 사실은 약사로서의 인생이 시작되는 관문입니다. 약사는 전문직으로서 업무를 하면서 새로운 지식을 끊임없이 습득해야 해요. 그렇기 때문에 시간 관리를 어떻게 하느냐가 매우 중요합니다. 하루 24시간은 누구에게나 동일하게 주어집니다. 주어진 시간을 공부와 즐거운 대학 생활에 적절히 할애하면서 보낸다면 대학 생활이 즐거운 기억으로 가득할 것 같습니다.

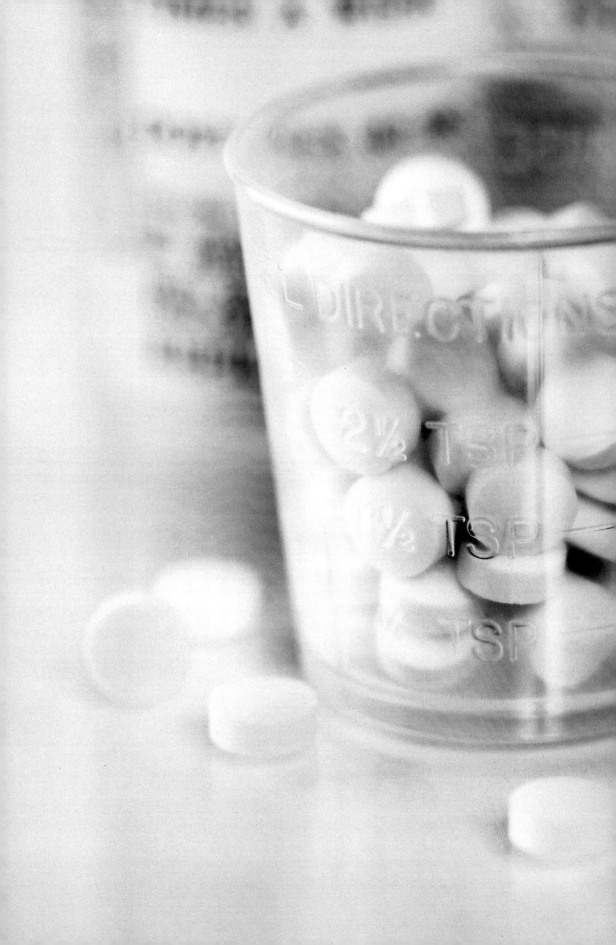

어린 시절부터 활달한 성격이었으며 예체능과 글짓기 등 다방면에 관심을 보였다. 특히 수학 과목을 좋아하였기에 이과계열을 선택하였고 약대로 진학하게 되었다. 약대 시절에는 회사 인턴쉽도 하였고, 약국과 병원에서 실습하는 등 바쁜 대학 생활을 보냈다. 졸업 직후에는 미국 약대 교류 및 체험 프로그램도 참가하였다. 우연한 기회에 선배가 운영하는 대형 약국에서의 경험은 약국약사로서 진출하는 데 큰 영향을 끼쳤다. 조선대학교 약대를 졸업하고 부산, 인천 등에 있는 약국을 거쳐 현재는 서울 테헤란약국에서 근무하고 있다. 자신에 대해 특별할 것이 없는 사람이라고 생각하지만, 늘 고객과 소통하는 걸 우선시하는 따뜻한 약사다. 매일매일 고객과 마주하고 진심을 담아 그들의 상처와 고통의 무게를 나누는 것을 소명으로 여기고 있다.

테헤란약국
김윤경 약사

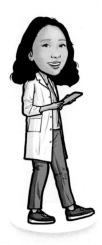

현) 테헤란약국
- 조선대학교 졸업
- 부산 새대학약국
- 인천 열린연세약국
- 서울 파랑새약국

약사의 스케줄

김윤경
약사의
하루

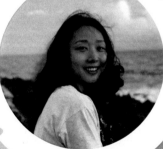

12:00 ~
▶ 취침

08:00 ~ 10:00
▶ 기상

18:30 ~ 12:00
▶ 퇴근 후 개인 시간

10:00 ~ 13:00
▶ 출근
오전 근무 조제실 업무
및 약 주문관리

13:40 ~ 18:30
▶ 오후 근무
복약파트 업무
▶ 약 정리

13:00 ~ 13:40
▶ 점심

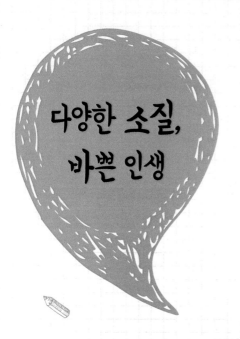

다양한 소질,
바쁜 인생

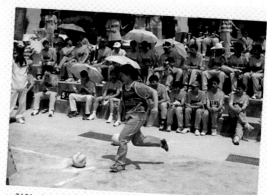

▶ 학창 시절 발야구

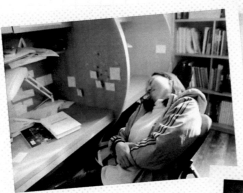

▶ 독서실에서

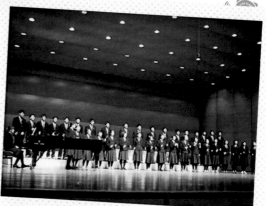

▶ 학창 시절 합창

Question 어린 시절이 기억나세요?

문득 잊고 살았던 어린 시절의 저를 떠올리게 되네요. 초등학교 저학년 때에는 춤추고 장난치는 거 좋아하는 활발한 성격의 아이였어요. 반에서 발표도 잘하고 말도 많이 하는 친구 있잖아요? 그게 바로 저였어요. 선생님 말씀도 고분고분 잘 듣는 학생이었어요. 당시에 담임선생님은 친구의 허물을 덮어주는 건 좋지 않으며 친구가 올바르게 성장할 수 있도록 잘못을 하면 고칠 수 있게 도와주고 알려줘야 한다고 말씀하시곤 했죠. 그 말씀을 곧이곧대로 받아들였던 건지, 아니면 선생님의 칭찬을 받고 싶은 심정이었는지, 친구들이 잘못할 때마다 선생님께 일러바쳤답니다. 오히려 선생님께 크게 혼났던 기억이 있어요.

Question 특별히 좋아하는 과목이 있었나요?

수학을 많이 좋아했어요. 새 학기가 시작되면 교과서를 받잖아요? 수학 교과서를 받으면 1주일 안에 1년 치를 다 풀어버릴 정도로 너무 좋아했어요. 하지만 수학 외에는 좋아하는 과목은 없었어요. 특히 인문계열 과목은 관심이 하나도 없었던 것 같아요. 공부를 좋아하진 않았지만, 열심히 해서인지 학교 성적은 좋았어요. 덕분에 약학대학에 들어가는 데에는 충분한 성적을 얻었던 것 같아요. 학창 시절 어머니께서 공부를 잘하면 좋아하셨고, 지원도 많이 해주시는 편이었어요. 학교 성적을 잘 받아 가면 행복해하셨고, 공부에 흥미를 느낀 저를 바라보는 엄마의 표정이 흐뭇해 보여서 열심히 했던 것 같아요. 지금 생각해보니 어린 마음에 순수한 이유로 공부를 했던 것 같네요.

공부 말고는 어떤 걸 좋아하셨어요?

놀이터에서 친구들이랑 노는 걸 좋아했어요. 공부 외의
활동은 다 좋아했던 것 같아요. 수학을 좋아한다고 했지만
수학보다 당연히 노는 게 더 좋았죠. 그림 그리기, 글짓기,
피아노, 단소 종목을 가리지 않고 많은 활동을 했고, 교내
대회에서 입상도 했어요. 그 당시엔 그런 창작활동이나 역동
적인 일들을 재밌어해서 피아노 칠 땐 피아노 선생님 하고 싶

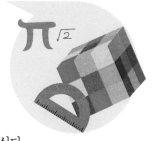

고 했고, 그림 그릴 땐 화가가 꿈이었고, 미용실에 가면 미용사가 되어 엄마 머리해주고
싶다고 했었어요. 정말 못 말리죠. 특정한 직업인이 되기보다는 행복한 사람이 되고 싶
었던 것 같아요. 중고등학교 때는 노래도 잘 못 하면서 꾸준히 합창부 활동을 했던 걸 보
면, 김윤경이라는 아이는 쉬지 않고 뭘 하는 걸 좋아했던 성격이었던 것 같아요.

처음부터 꿈이 약사였나요?

어릴 적부터 오매불망하던 꿈이 약사는 아니었어요. 대신 수학을 좋아해서 이과계열로
가야겠다는 생각은 했었어요. 학교에서 친구들이 의사나 약사를 목표로 생각하는 걸 보
고 나도 공부해서 그쪽 계열로 과를 선택해야겠다고 생각했어요. 그래야 친구들과 선의
의 경쟁도 하고 이야기 나눌 주제도 생기면서 친하게 지낼 수 있을 것 같았어요. 별로 거
창한 철학 같은 게 있어서 약사를 선택한 건 아니었다는 거죠. 아마 약사가 된 대부분의
사람이 그럴 거로 생각해요. 주변 친구들이 의대나 약대 진학을 희망했기 때문에 자연스
럽게 같은 길을 가게 되는 거죠. 그리고 약사라는 직업이 한번 자격증만 취득하면 평생
굶어 죽지는 않는다는 인식이 강하잖아요. 실제로는 문을 닫는 약국도 있고 공생하는 병
원 사정이 좋지 않아서 이사를 하게 되는 약국도 매우 많아요. 특히 코로나 19 상황이 지
속하면서 이런 상황은 날이 갈수록 심화하고 있고요. 예전처럼 별걱정 없이 살아갈 수 있

는 편한 전문직업을 갖고 싶다는 이유만으로 약사를 선택해서는 안 될 것 같다는 생각이 드네요. 저도 생각 없이 약사가 되어 약사를 하고 있지만, 이 책을 읽으시는 분 중에 안정성만으로 약사를 선택하려는 분이 있으시다면 좀 우려스럽다고 말씀드리고 싶네요.

Question 학창 시절 읽었던 책 중에 인상 깊은 책이 있나요?

고등학교 시절 '나는 몸을 사랑하는 남자' 라는 정민기 한의사가 쓴 책을 읽었는데, 그 책의 내용이 제 마음을 사로잡았어요. 개인적으로는 정민기라는 한의사의 삶이 너무 멋있어 보였고, 저도 그렇게 멋진 사람이 되고 싶어서 잠깐 한의사가 하고 싶었어요. 책에서 한의사는 한약만으로 치료하는 게 아니라 곡이나 악기연주 같은 다른 외적인 방법으로도 환자와 소통하며 치료한다는 내용이 있었어요. 일반적인 의술이나 치료 도구가 아니라 새로운 매체와 방법을 통해 환자의 병을 낫게 하는 모습이 정말 새롭고 인상적이었지요.

Question 약대에서의 생활이 아주 바쁘셨다고요?

되돌아보면 대학생 때가 제 인생에서 가장 열심히 살았던 순간이었어요. 약대는 단순히 성적에 맞춰서 갔지만, 그 이후의 진로는 주체적으로 탐색을 해야 한다고 생각했어요. 고등학교 때 친구들을 보면 본인이 하고 싶고 갖고 싶은 직업이 뚜렷했는데, 나는 그에 비하면 아직도 스스로 정해서 이루어진 게 없고 이도 저도 아닌 것 같은 느낌이 들었거든요. 그래서 학부 생활할 때 학기 중에는 물론이고 방학 기간에도 쉬지 않고, 직업탐구에 많은 시간을 할애했어요. 약사라는 직업이 어떤 직업인지 나는 어떻게 살아가야 하는지에 관한 질문도 많이 했고요. 당시 조선대학교 과목 중에 진로 탐색 과목이 있었는데, 누구보다 열심히 들었어요. 학부 학생임에도 불구하고 2년간 대학원 랩실에서 간단한 아르바이트 겸 실험실 생활 경험도 하고, 방학 때는 회사 인턴쉽도 하고, 학교 선배 약국에서 알바도 해보고, 병원 실습도 하고, 졸업 직후에는 미국 약대 교류 및 체험 프로그램도 참가했었어요. 주변을 보면 대학생 때 유럽에 오랜 기간 여행을 떠나는 등 여유롭게 대학 생활을 즐기는 친구들도 있었지만 저는 그런 게 없었지요. 그렇다고 여행을 못 가거나 놀지 못해서 후회되지는 않아요. 삶을 살아오면서 가장 진실하게 스스로 몰두했던 시절이었으니까요. 지금 생각해보면 선배나 선생님 교수님이 아닌 친구들에 의해 가장 자극을 많이 받고, 동기부여가 되었던 것 같아요.

Question 대학 생활을 매우 열심히 하셨다고 들었는데, 좀 더 들려주시겠어요?

앞서 이야기 드린 것처럼 약사라는 직업에 관한 공부를 열심히 했고 학과 성적도 좋은 성적을 유지했어요. 학과 공부 자체가 생각했던 것보다 훨씬 재미있었어요. 고등학교 시절 한의학에 관심이 많았던 터라, 대학교 1학년 때 들어와서 배우는 약용식물학이 매우 재미있었어요. 약용식물학은 식물에 존재하는 성분을 토대로 한 약물에 대해 배우는 과목이에요. 그 당시 약용식물학 공부를 하면서 한의학에 대한 막연한 생각과 머릿속에만 떠다녔던 개념이 정리되었어요. 그 이후로 이어지는 과목들은 대부분 화학이나 생물의 연장이 되는 과학 과목이 많았는데, 그 또한 흥미롭고 재미있었어요. 그래서 학과 과목 공부를 하면서 약대가 내 적성에 잘 맞는다고 느끼게 되었어요. 단순히 장학금을 받기 위해서 열심히 했던 것도 있어요. 집안 형편이 안 좋은 건 아니었지만, 용돈 마련 차원에서 열심히 공부했어요. 성격상 뭐든 열심히 하는 성격이기도 하고, 성적 잘 받는 것도 좋아하는 성향도 한몫한 것 같아요.

약국약사로서 진출하는 데 중요한 계기가 있었나요?

뭐든 열심히 하지 않으면 확실히 파악하기 힘들다고 항상 생각하며 살아왔던 터라, 각종 활동들을 매우 열심히 하는 타입이에요. 일할 때도 하나를 통해 열을 안다고 생각해서 작은 일도 소홀히 하지 않고요. 선배가 운영하는 약국을 우연 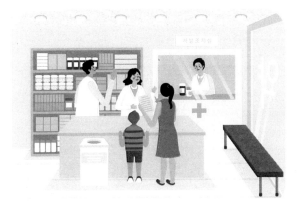 한 기회에 구경하게 되었는데, 규모도 매우 크고 깔끔하고 화려했어요. 여느 대학병원 약국들이 그렇지만 대형 스크린도 있고, 환자에게 복약하는 구역도 네 구역이나 있었어요. 크게는 시설부터 작게는 약 봉투까지 처방된 약 하나하나에 대한 부속 설명이 간결하게 적혀서 나오는 시스템도 그때 처음 접했어요. 굉장히 친절하고 전문적이라는 생각이 들었죠. 선배약국을 구경하면서 약국에 대해 조금 더 알고 싶었어요. 약사 직업에 더 애정을 갖게 되는 계기가 되기도 했고요.

선배에게 부탁해서 한 달만 머물면서 일하게 해달라고 했는데, 선배가 흔쾌히 받아주셨고 기대하지 않았지만, 차비도 챙겨주셨어요. 정식 자격증을 발급받은 약사가 아닌 학생 신분이었기 때문에 약사업무 말고 청소나 약장 정리 같은 잡무를 하면서 지냈어요. 사실 잉여인력에 가까웠기 때문에 선배 입장에서는 제가 약국에 있는 게 부담스럽기도 하고 오히려 마이너스가 되는 부분이 있으셨을 것 같아요. 그렇지만 제 나름대로 환자 대기화면도 만들어주고, 할 수 있는 부분에서는 주체적으로 일을 찾으면서 도움이 되려고 노력했어요. 약국이 매우 바쁘고 분업화가 잘되어 있어서, 모두 찰리 채플린의 무성영화처럼 쉴 틈 없이 일하고 바쁜 분위기였어요. 약사님들을 보면서 굉장히 프로페셔널하다는 걸 느꼈고 전문성을 더욱 갈고 닦아야겠다고 결심한 계기가 되기도 했지요. 생각했던 것보다 약국에서 하는 일이 많고 다양하다는 걸 알았어요. 그때의 경험이 이후 진로에 영향을 미쳤던 것 같아요.

약사고시 준비는 수월했나요?

약사고시에 대한 질문을 받을 줄은 몰랐네요. 간편하게 줄여서 약시라고 부르도록 할게요. 약시는 아직도 약시 시즌이 되면 악몽을 꿀 정도로 너무 싫은 시험이었어요. 학부 시절 약대의 전공과목들은 배우는 재미가 있었는데, 실제 약시준비는 나열된 활자가 눈앞에서 날아다니고 꾸역꾸역 지식을 머릿속에 집어넣는다는 느낌이 강했어요. 마치 통과 의례처럼 시험을 위한 시험을 준비하는 것 같았죠. 정말 꾹 참고 이 시간만 버티자는 생각을 했었죠. 그리고 당시 공부 환경도 좋지 않았던 것 같아요.

수능 때나 학교 시험 때에는 항상 친구들이랑 다 같이 모여서 공부하고 서로 힘이 되었는데, 약시공부는 혼자 공부를 해야 하는 상황이었어요. 저는 친구들이랑 함께 공부할 때 시너지가 생기는 편이거든요. 사랑하는 가족이랑도 멀리 떨어져 있어서 정신적으로 힘들었어요. 약사고시는 합격률이 90%에 가까운 시험이에요. 평범한 약대생이라면 합격하는 게 당연하지만, 만약 불합격된다면 심한 불명예가 되겠죠. 그래서 매우 부담스러웠어요. 그래서 남들은 평균적으로 3~4개월 동안 준비하는데 저는 6개월 정도 준비한 것 같아요. 다행히 좋은 성적으로 통과했지만, 여전히 생각하기도 싫은 시험이에요.

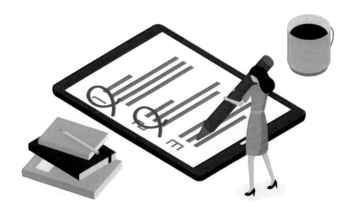

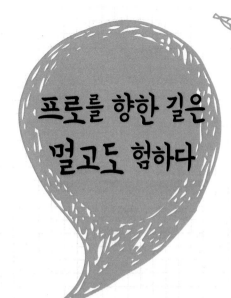

프로를 향한 길은
멀고도 험하다

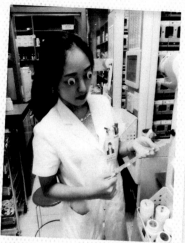

▶ 첫 직장이었던 부산 새대학국에서

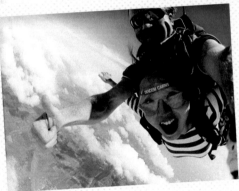

▶ 스카이다이빙

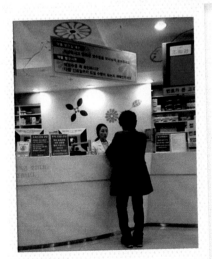

▶ 고객 응대

　　회사 인턴 생활을 녹십자에서 했어요. 제약 분야에 관심 있는 분들은 아시겠지만, 녹십자는 백신으로 유명한 회사예요. 저도 근무 당시 백신 쪽 연구소 부서였고요. 탄저균이나 백일해 백신에 대해서 배우고, 당시 연구소분들과 함께 움직이면서 실험을 진행했었어요. 학부 때 머물렀던 대학원 실험실은 생약 쪽 실험실이었고요. 각종 식물에서 약효가 되는 물질이 무엇이 있을지를 찾아보고 추출하는 일이 메인이 되는 곳이었죠. 학과 공부를 할 때에도 생약에 관심이 많았던 터라 실험을 도와드리면서 특별히 어려운 점은 없었어요. 인턴생활 동안 여러 가지 실험들이 있었지만, 그중에서 동물실험 전에 약효를 확인하는 실험(in vitro)을 주로 했습니다. 선배들 논문작업에 필요한 것들 위주로 했고, 그 외에도 실험실 경리업무를 했었어요. 내부 비용처리, 예산 보고, 학교에서 요구하는 서류작업 등 하면서 나름대로 급여를 받으면서 일했습니다. 졸업 후에도 교수님이 같이 연구하자고 하셨던 걸 보면 제가 그래도 맡은 일을 잘했었던 것 같네요. 어떤 일이든 열심히 하는 제 성격이 여기서도 발휘되었던 거겠죠. 연구소와 대학원 실험실을 경험해 보면서 연구 쪽 진로는 배제하게 되었어요. 제가 생각하기에 저라는 사람의 성향은 활동적이고 사람 만나기를 좋아하는데 실내에서 실험하고 연구하는 일은 하나의 목표만을 가지고 외롭게 고군분투해야 하는 게 싫었거든요. 깊게 파고들어야 하는 분야고, 논문을 쓰는 것도 엄청난 집중력과 노력이 필요한 일이었기에 개인적으로 많이 갈등했던 시간이었답니다. 최종적으로 나와 맞지 않는 길이라고 결론을 내렸어요.

미국 약대 교류 프로그램은 무엇인가요?

임상약학 교수님이 본인 모교로 프로그램을 만들어주신 코스예요. 인디애나주 퍼듀 대학의 약대였구요. 학교에서 3~4명 정도 지원을 받아서 다녀왔어요. 총 기간은 1~2주 정도 경험을 했고요, 현지 미국 학생들이 듣는 수업도 같이 들어보았어요. 한국과 미국의 약대에 대해 발표하고 토론하는 시간도 있었는데 약사로서 환자와 고객을 마주할 때 진정성을 가지고 임해야 한다는 부분에서는 교집합이 있었어요. 그리고 월마트 내의 약국을 견학하는 시간도 가졌어요. 인상적이었던 부분 중 하나는, 우리나라는 고등학교도 대학교도 주입식 교육에 가깝고 약대 학과 과정도 피상적이고 원론적인 수업이 대부분이었는데 미국의 경우엔 토론 형식의 수업이었어요. 학생으로서 환자의 상태를 알 수가 없으니, 좀 더 병환에 대한 이해를 돕기 위해 당뇨 환자가 쓴 책을 읽고 다 같이 토론을 한 적이 있어요. 책에 나오는 의료기기를 실제로 함께 써보는 시간도 있었어요. 사랑하는 조국을 떠나 유학을 하고 싶다는 생각이 들 정도로 매우 신선한 충격이었답니다. 미국 약국 견학도 신선했어요. 약사와 환자 간의 대화가 많은 점이 인상적이었고, 환자 본인이 복용하는 약에 대해 잘 인지하고 있다는 게 느껴졌어요. 한국과 다르게 미국에서는 한 번에 포장하지 않고 따로따로 병에 담아서 포장하기 때문에 환자에게 좀 더 약물 복용에 관해 철저하게 교육한다는 걸 느낄 수 있었어요. 당장 한국에 돌아와서 약국 시스템에 적용하지는 못하겠지만, 당시의 다양한 경험이 나중에 좋은 쪽으로 쓰일 수 있을 것으로 기대하고 있어요.

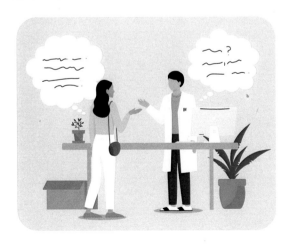

첫 직장 이야기를 듣고 싶습니다.

학교를 졸업하고는 첫 직장은 부산 백병원 앞에 위치한 새대학약국이라는 곳이었어요. 대학생 시절 선배 약국에서 아르바이트하면서 대학병원 앞 문전약국에 대한 이미지가 너무 좋았고, 배울 부분이 많다고 생각을 해서 그 약국을 선택했어요. 대학약국에 대한 막연한 동경도 가지고 있었고요. 그 당시에 전국에서 매출액(청구액) 기준 top 10 안에 들 만큼 규모가 매우 큰 약국이었어요. 대부분은 서울 경기지역에 위치하니까, 지방에서는 가장 크고 바쁜 약국이었던 거죠. 약국에서 일하는 약사랑 직원이 40명 정도로 웬만한 중소기업 규모였는데 매일 정신없고 바빴어요. 대부분의 약국은 규모가 크지 않기 때문에 대표 약사 말고는 다 동등한 위치예요. 승진이나 직급이 없는 거죠. 그런데 새대학약국은 중간 관리자 역할도 있었어요. 규모가 크다 보니 대표 약사 혼자서 모든 일을 맡을 수 없었던 것 같아요. 멘토-멘티 시스템이 사규에 있어서 신입 약사 시절에는 제 담당 멘토와 함께 다니면서 일을 했어요. 실제로 그 기간에 멘토 약사님으로부터 실무적인 부분을 많이 배웠죠. 학부 시절에도 물론 공부를 하지만 익혀야 하는 약 종류도 너무 많고, 생각보다 일도 다양하다 보니 신입 약사가 적응하기까지 6개월은 족히 걸리는 것 같아요. 약국에 들어가자마자 곧바로 제 역할을 다하지는 못했어요. 지금은 실습 과정도 많아지고 산학연계가 잘 되어있어서 좀 괜찮아졌지만 제가 다녔던 시절에는 그렇지 못했어요. 학교에서 배운 지식은 말 그대로 지식이었을 뿐이고, 그 지식만으로는 바로 약사로서 실무적인 역할을 할 수가 없었어요. 처음 일할 때에는 스스로가 너무 무능력하다

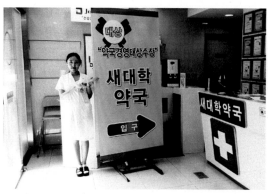
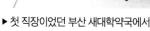
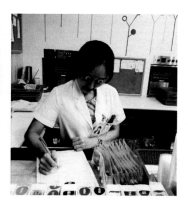

▶ 첫 직장이었던 부산 새대학약국에서

는 느낌을 많이 받았고 자책하는 시간도 있었지요. 심지어 나는 쓸모없는 사람이라는 생각도 했던 것 같아요. 근무 중에 공부하는 건 한계가 있어서, 퇴근하고 개인 시간에도 공부를 해야 했어요. 약대만 졸업하면 편하게 생활하는 줄 알고 있었는데 착각이었죠. 공부하는 게 힘들었지만, 당장 오늘 모르면 내일 일하는데 지장이 생기고 환자에게 제대로 설명해 줄 수 없기 때문에 저에게는 선택권이 없었어요. 약 위치랑, 명칭, 모양 등 이런 기본적인 것부터 부작용, 용법·용량, 병용 금기까지 다양하게 공부했어요. 대학병원 앞 약국이라 혈압 당뇨 환자는 기본이었고 암 환자, 면역질환자 등 정말 무수한 환자를 상대해야 하다 보니 약에 대해서도 방대한 지식이 요구되거든요. 또 중요한 약은 잘못 복용하면 사고로 이어질 수 있기에 책임감도 무거웠던 시절이었습니다. 그래서 약국 다니는 동안에도 내내 공부를 했던 게 기억에 남네요.

Question 약사님도 실수를 했던 적이 있나요?

실수해도 괜찮은 업무는 찾기 힘들겠지만, 특히나 약사는 실수가 용납되지 않는 분위기예요. 약사가 실수를 하게 되면 환자에게 나가는 약이 잘못 조제되고 손님이 복용하면 자칫 사고가 날 수 있기 때문에 작은 부분이라도 놓치는 일이 있어서는 안 되는 직업이에요. 그래서 저는 아직도 일할 때 매우 긴장을 한 상태로 일을 한답니다. 게다가 큰 약국은 생명과 직결되는 중요한 약의 수요도 많기 때문에 검수(약이 제대로 지어졌는지 검사하는 작업)를 두세 번씩 하고, 환자 자신도 검수의 중요성에 대해 인지하고 있는 경우가 많아요. 그래서인지 실수는 거의 없는 편이에요. 실수라기보다는 처방 검토 중에 처방이 수정되는 경우가 있었는데, 제가 복약상담했던 손님이라 제가 수정된 약을 가지고 방문했던 적이 있었어요. 다음날 바로 드셔야 하는 약이라 퇴근하고 저녁에 다녀왔는데, 가까운 거리가 아니라서 언니에게 부탁해서 차를 타고 거의 1시간 거리를 갔던 기억이 나요. 환자분이 시골에 계신 할머니였는데, 고맙다며 직접 재배하신 흙이 바슬바슬 달린 당근과 차비를 주셨거든요. 차비는 차마 받을 수 없어서 받지 않고 당근만 소중하게 받아왔던 기억이 있어요.

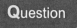 **Question** 이직하신 계기가 있었나요?

고등학교 때부터 막연히 도시에 대한 로망이 있었어요. 서울이라는 곳에 대한 환상도 가졌고요. 이직하게 된 계기는 서울로 가고싶 은 이유가 가장 컸어요. 친구들도 다 서울에서 일하고, 어린 나이에 저도 서울 구경을 하고 싶었던 거죠. 사람들이 다 서울로 올라가서 일하는 이유가 있지 않을까 궁금하기도 했고요. 바로 서울로 이직하지는 못했고, 그래도 인천에 있는 약국으로 가게 되었어요. 서울로 가기엔 당시 개인적인 재정 상황도 좋지 않았고, 가게 된 인천의 약국이 시급도 괜찮은 편이었어요. 또 바다를 좋아해서 그 지역을 선택한 이유도 있습니다. 당시 인천에서 가장 유명한 대형 소아청소년과 앞에 있는 열린약국에서 일을 했어요. 소아청소년과 약국은 어떻게 운영되는지 궁금했고 급여도 좋고 휴기도 넉넉히 쓸 수 있어서 근무 여건이 좋았지요.

Question 소아청소년과 약국은 분위기가 다른가요?

소아청소년과에서는 애기들이랑 소통하는 재미가 있어요. 근무 초기에는 아이들이 작은 입으로 '폴리비타민 주세요 선생님, 앰버(캐릭터 이름)로 주세요'하면 도통 무슨 말인지 못 알아 들어서 오히려 아이들이 친절하게 설명해줬던 기억이 있어요. 소아청소년과 약국은 대학약국 앞에서처럼 약 종류가 많진 않았지만, 아이들이 먹는 약이기에 보다 청결함과 정확성이 많이 요구됐어요. 그리고 사계절이 바쁜 약국이라 체력적으로 힘들었지요. 그래도 아이들 웃는 모습을 보면 일하면서 힘들었던 몸과 마음도 포근해졌어요. 소아청소년과에서는 많고 다양한 부모님의 모습과 그에 따른 아이들의 모습을 볼 수 있었어요. 확실히 부모님이 아이들에게 미치는 영향이 느껴졌어요. 아이에게 소리 지르고 호통치는 부모님이 있는가 하면, 부부의 애정이 깊고 아이에게도 사랑을 듬뿍 주는 가정도 보인답니다. 아이가 고집을 부릴 때 어떻게 지도하는지도 부모님마다 달라서 좋은 부모의 모습에 대해서 생각을 많이 하게 되었던 것 같아요.

뒤늦게 여행에 대한 관심이 생겨서 돌아다니는 걸 좋아하게 됐어요. 호기심이 많은 편이라 다른 나라에 대한 견문을 넓히는 게 좋았고, 친한 친구랑 여행에 대한 생각이 너무 잘 맞아서 휴가를 맞춰서 여행을 다녔어요. 약국이라는 공간은 한정된 공간에서 큰 이동 없이 일만 하는 공간이다 보니 여행을 통해서 그런 답답함을 해소할 수 있었어요. 시간이 허락되면 멀리 여행을 가기도 했는데, 다시 한번 가고 싶은 여행지는 남아메리카예요. 이직하면서 확보한 휴식 기간에 3개월 정도 다녀왔는데 날것 그대로의 대자연과 경관이 너무 좋았어요.

원래도 사람을 만나고 소통하는 일이 좋아서 약국에서 일을 하게 되었지만요. 일하면서 수많은 사람을 만나고 다양한 이야기를 나누다 보니 사람에 대한 생각을 더 많이 하게 되는 것 같아요. 특히 좋은 모습으로 오히려 저에게 깨우침을 주시는 경우에는 보고 배우려고 하고, 좋지 못한 모습을 보면 난 그러지 말아야겠다고 생각하게 되고요. 몸이 아파서 힘

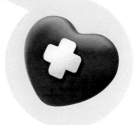

든 환자임에도 오히려 약국 상황을 배려하고 예의를 깍듯이 차려주시는 분들을 보면 존경스럽기까지 하더라고요. 실제로 약국에서 근무하며 느낀 건 세상에는 아직 도덕적이고 선한 분들이 많다는 점이에요. 제가 아직까지 사람들을 만나면서 지치지 않은 이유이기도 하고요. 배울 점이 많은 분을 통해 다시 배우고 나를 되돌아봤던 것 같아요.

정형외과 옆에 위치한 테헤란약국에서 일하고 있어요. 현재의 약국은 규모가 그렇게 크지 않아요. 저를 포함하여 약사 두 명이 일을 하고 있습니다. 약사 두 명만 덩그러니 있다 보니 약국의 전반적인 일을 다 할 줄 알아야 해요. 큰 약국에서 일할 때는 기계 속의 톱니바퀴처럼 약국의 부품이 되어서 국소적으로 제가 맡은 부분의 일을 했었는데 여기서는 청소, 접수, 약품 재고관리 등 다양한 일을 하죠. 거기에 운영자이기도 하기에 시스템을 만들고 보완하는 일까지 다 합니다. 같이 일하는 대표 약사님이 수평적 관계를 추구하셔서, 약국 운영에 사소한 부분까지 함께 의논하고 결정하는 분위기예요. 저 스스로가 옳다고 생각하는 부분, 원하는 방법에 대해 의견을 제시하고 약국의 방향을 함께 생각할 수 있어서 좋아요.

현재 근무하는 테헤란약국에서는 손님과 하나하나 눈을 제대로 마주 보며 소통할 수 있는 시간과 마음의 여유가 있어요. 환자들이 복용하는 약이나 비타민, 건강기능식품이 다양하고 많은 편인데, 굳이 우리 약국에서 구매를 하지 않으시더라도 종합적으로 상담하고 약품 오용이나 남용이 생기지 않도록 조언을 드려요. 흔히 미디어의 파도 속에서 살고 있다고 할 만큼 유튜브나 인터넷 블로그, TV 등에서 불필요할 정도로 많이 건강기능식품을 홍보하고 있어요. 약사가 봐도 너무 광고를 잘해서 전부 다 먹어보고 싶을 정도더라고요. 건강을 위해서 몸에 좋은 걸 먹는 건 좋지만, 종류가 너무 많고 계속 추가하다 보면 정리가 안 되고 약 성분이 불필요하게 겹치는 경우도 생기기 때문에 주의할 필요가 있어요. 또한, 내가 매일 복용하는 약과의 호응도 같이 살펴보아야 하는데 그런 부분은 개개인이 알아보기가 힘들어요. 그래서 현재 약국에서 이런 부분에 대한 갈증 해소를 위해 상담 서비스를 많이 제공하고 있답니다.

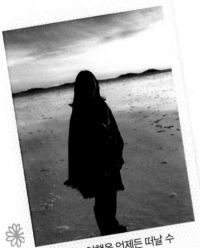

▶ 좋아하는 여행을 언제든 떠날 수
있다는 것이 약사의 장점

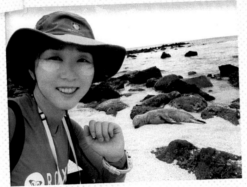

끊임없이
고객의 건강을
고민하라

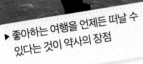

▶ 잠시 일을 멈추고 휴식

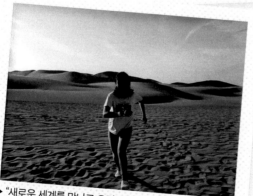

▶ "새로운 세계를 만나고 오면 또 다시
열심히 일 할 힘이 생긴답니다."

Question 신약이 계속 나오는데 어떻게 대처하시나요?

약사는 평생을 끝없이 공부하는 직업입니다. 병원 처방 약이나 약국에서 판매하는 일반약도 시대에 따라 쓰임이 다 달라요. 신약이 출시되면 수시로 그에 대한 공부를 해서 복 약지도를 제대로 해야하는 의무도 있고요. 어제까지 문제 없던 약에 부작용이 발견되는 경우도 있고 특정 질환에 쓰이던 약물이 다른 증상에도 쓰이게 되는 경우가 더러 있어요. 잘 공부해서 환자 고객에게 제대로 된 설명을 해야 해요. 이 부분에 대한 숙지 미숙으로 환자에게 해를 끼칠 수도 있고 건강에 영향을 줄 수 있음은 당연하기 때문에 공부는 해야만 한답니다. 건강기능 식품 업계는 특히나 유행에 민감해서, 변화가 초마다 일어난다고 해도 과언이 아니에요. 세계 많은 약사가 실험하고 연구해서 매일같이 새로운 이론들이 나오고, 그런 논문에 근거해서 제품도 개발되며 건강 관련 채널에서 방영되고, 광고도 많이 한답니다.

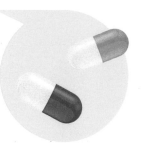

Question 건강 관련 약에 대해서 비상한 관심을 지닌 손님도 있지요?

물론이죠. 미리 알아보고 찾아보고 오시는 손님들도 있는데, 손님들에게 가장 정확한 최신의 정보를 알려줄 수 있어야 하겠죠? 요즘엔 손님들이 스스로 공부해서 오는 경우가 많은데, 정확한지 아닌지 확인도 하고 추가로 알려드릴 부분은 알려드린답니다. 당연히 기존에 드시는 약들이랑 연관성도 같이 살펴보는 작업도 해요. 처음 듣는 제품을 말씀하시면서 물어보시는 손님도 있어요. 그런 경우에는 모르는 부분에 대해서 바로 찾아서 공부하고 다음번에 찾아오실 때 제대로 안내해드리려고 합니다. 요즘은 이렇게 1:1로 손님과 상담하고 복용약도 정리해드리면서 보람을 느끼는 순간이 많아요. 예전에 근무하던 큰 약국들에서는 이렇게 환자의 삶을 전체적으로 관리해 줄 여유가 없어서 아쉬운 부분도 많았는데, 지금은 만족스럽게 일을 하고 있어요. 그리고 정말 약사로서 고객의 건강을 돌보는 일을 하는 것 같아서 너무 좋습니다.

Question **최종적으로 어떤 약사가 되고 싶으세요?**

과학기술이 점점 발전하고, 온라인을 활용한 비대면이 화두인 요즘이라 약사의 직능이 무엇인가에 대해 고민을 많이 하고 있습니다. 약국이든 아니든 지금 선호하는 근무 형태처럼 환자랑 소통할 수 있는 방향으로 일을 하고 싶기는 해요. 설사 그게 비대면 방식이라고 해도요. 그리고 항상 행복하고 건강한 약사가 되고 싶은 마음이 있어요. 저는 건강을 얘기하는 직업인이기 때문에 약사가 건강해야 환자에게도 자신감을 가지고 건강에 대해 말해줄 수 있다고 생각해요. 제 자신이 삶의 균형을 이루고 행복하고 건강해야 그런 에너지를 환자에게 전달하고 환자의 회복에 좋은 영향을 줄 수 있을 거라 생각한답니다. 요즘은 꼭 약이나 건강기능식품에서만 답을 찾으려고 하지 않아요. 우리가 건강함을 유지하는 데에는 운동, 식이, 습관, 스트레스 관리와 같이 다른 중요한 요소들도 많잖아요? 이런 다양한 영역들을 공부해서 복합적으로 안내하고 고객들이 건강한 생활을 할 수 있게 도움을 주고 싶어요. 요즘은 약국에서만 맨투맨으로 소통하는 것이 아니라 다양한 매체를 이용한 플랫폼으로도 소통이 가능하니까 여러 가지 방법을 고민하는 중이에요.

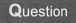

운동과 여행을 좋아해요. 코로나 이전까지는 폴댄스를 5년 정도 배웠어요. 지금은 센터에 나갈 수 없는 상황이어서 집에서 간단하게 요가를 하고 있어요. 요즘은 유튜브에 좋은 채널이 많아서 도움을 받고 있습니다. 여건이 좀 괜찮아지면 폴댄스는 다시 할 것 같아요. 운동도 여러 가지를 했었어요. 수영과 필라테스도 했었고 여행을 다니면서 스쿠버다이빙, 서핑, 승마도 배웠어요. 첫 승마는 몽골에서 배웠어요. 제가 말을 안 무서워하고 편안해 보였나 봐요. 마치 몽골사람 같다고 하셨었지요. 칭찬으로 주신 말씀이겠지요? 다음에 또 오라고 했던 기억이 나네요. 많은 운동 중에 꾸준히 하고 있는 게 폴댄스인데, 저랑 잘 맞는 것 같아요. 보기와 달리 폴댄스는 운동량이 매우 많아요. 대근육과 소근육 사용도 많이 필요하고요. 거기에 미적인 부분까지 추구하고 신경 써야 하는 운동이랍니다. 제가 춤추는 것도 좋아하고, 성취감이 매우 큰 운동이라 꾸준히 할 수 있었던 것 같네요.

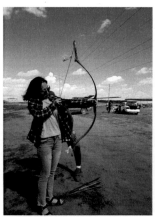
▶ 처음으로 쏴본 화살

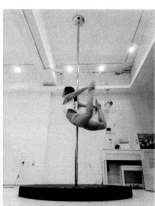
▶ 취미 폴댄스

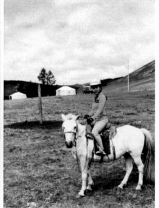
▶ 몽골에서 배운 승마

약이나 건강, 건강식품 등 이런 분야 대한 관심이 많다면 추천하는 직업입니다. 그런 면에서 저는 만족도가 높은 편이에요. 약사는 건강에 대한 이야기를 하는 사람이고, 원하든 원치 않든 건강에 대한 생각을 계속해야 하는 직업이에요. 단순히 전문직이라는 면만을 보고 약사가 되려고 한다면 반대하는 입장입니다. 생각만큼 편하게 일하면서 돈 많이 벌고, 정년이 보장되는 직업이 아니에요. 요즘은 다양한 지식에 누구나 손쉽게 접근할 수 있는 시대예요. 비대면 시대라고 해도 디지털 매체를 통한 정보 공유는 더욱 활발해졌고요. 약사가 안일한 태도로 공부를 게을리한다면 오히려 요즘의 환자들보다 모르고 무시당할 수 있다고 생각해요. 계속 지식을 습득하고 시대에 따른 흐름을 읽는 태도를 갖지 않는다면 기존에 약사라는 직업이 받았던 존경은 사라지고 말겠죠. 특히 오랫동안 병을 앓아오신 분들은 약사보다 본인의 병과 복용하는 약에 대해 더 자세히 알고 계시는 분들도 있어요. 전문적인 지식뿐만 아니라 그 외의 건강관리법에 대해 종합적으로 상담할 수 있어야 더 많은 도움이 될 수 있습니다.

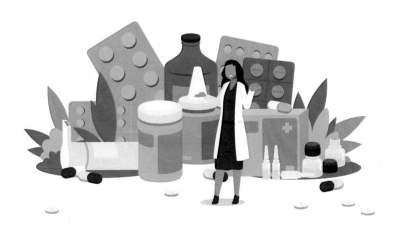

나눔과 봉사가 가훈인 집안 분위기에서 자라며 어린 시절부터 다양한 봉사활동을 실천하였다. 학창 시절 남다른 승부욕이 있었으며, 운동과 더불어 학생회 활동도 열심히 하였다. 첫 대학에선 생명과학을 전공하였고 군 복무를 마친 후, 다시 약대에 진학하게 되었다. 현재 부산에서 별빛약국을 운영하고 있다. 별빛약국은 상담 전문약국으로 어린이 건강상담 및 반려동물 건강상담까지 진행하고 있다. 오프라인뿐만 아니라 다양한 온라인 플랫폼(블로그, 카카오톡 채널, 인스타그램)에서도 건강에 관한 상담을 하고 있다.

또한 청소년을 대상으로 약사분야진로체험 및 의약품안전사용 교육단에서 강사로도 활동하고 있다. 지역사회와의 상생과 더불어 전문적인 후학 양성에도 목표를 두고 노력하고 있다.

- -

별빛약국
김건호 약사

현) 별빛약국 대표약사
현) 의약품 안전교육 강사
• 부산대학교 학사
• ROTC 47기
• 경성대학교 학사
• 동의의료원 약제부

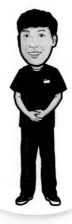

약사의 스케줄

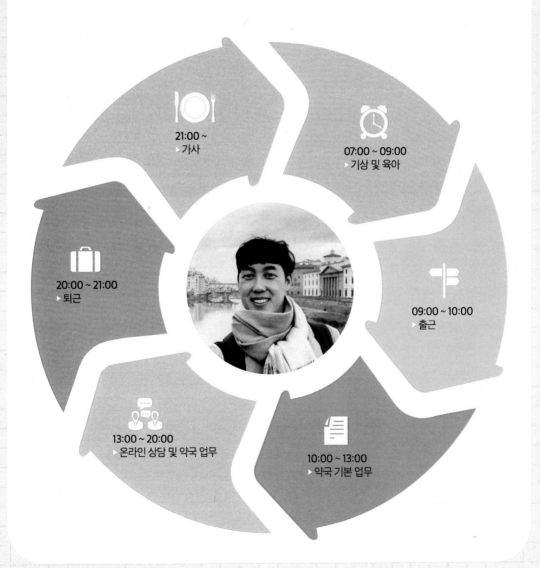

김건호
약사의
하루

21:00 ~
▶ 가사

07:00 ~ 09:00
▶ 기상 및 육아

09:00 ~ 10:00
▶ 출근

20:00 ~ 21:00
▶ 퇴근

13:00 ~ 20:00
▶ 온라인 상담 및 약국 업무

10:00 ~ 13:00
▶ 약국 기본 업무

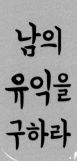

남의
유익을
구하라

▶ 달리기 1등

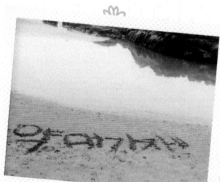

▶ 약대 진학에 대한 간절한 소망

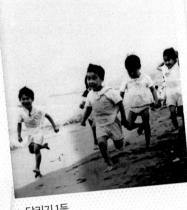

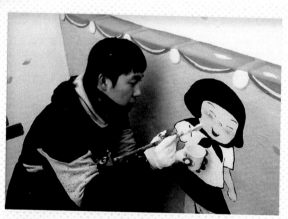

▶ 벽화그리기 봉사활동

Question 부모님으로부터 물려받은 특별한 교훈이 있으셨나요?

어린 시절 부모님에게서 가장 많이 들었던 얘기가 '자기의 유익을 구하지 말고 남의 유익을 구하라'라는 말이었습니다. '남의 유익을 구하라'는 우리 집의 가훈이자 성경 구절이었습니다. 부모님은 항상 '나'보다는 '우리', '소유'보다는 '나눔'을 강조하셨어요. 우리 가족은 어려운 환경에 살면서도, 더 어려운 이웃들을 돕고 그들의 아픔을 같이 나누었답니다. 그러한 경험이 지금도 기억에 가장 인상 깊게 남아있습니다. 가정폭력으로 오갈 곳 없었던 아주머니, 돌봐줄 가족 없어 전전긍긍하시던 할머니, 부모님의 이혼으로 머물 곳 없던 청소년의 모습이 아직도 기억이 납니다.

Question 학창 시절부터 봉사활동을 많이 하셨다고 들었습니다.

우리 가족은 비록 경제적으로는 허기졌지만, 내적으로는 충만했던 것 같습니다. 비록 우리 형편도 어려웠지만 다른 사람들과 사람 냄새나는 공동체를 이루며 살아왔기 때문이겠지요. 그런 부모님의 영향으로 저는 삶의 키워드를 봉사로 삼게 되었고요. 물질에 대해 허기짐을 느낄 겨를 없이, 더욱 소중한 '나누는 삶의 가치'를 배우게 되었죠. 저는 학창 시절에 노인요양원에서 거동이 불편하신 어르신들의 도움이 되고자 봉사활동을 했고요. 지역 보건소에서 인플루엔자 예방접종 도우미를, 점자 도서관에서는 시각 장애인들의 눈과 지팡이가 되어주고자 촉각 지도를 제작하는 데 도움을 드렸습니다.

약대에 진학하고 난 후에도 의료시스템이 열악한 시골 마을에서 약품 봉사활동과 미자립교회 단기 국내 선교 봉사, 부산 아미동 벽화마을에서 벽화 제작 등을 했던 기억이 나네요. 그리고 한국 과학 창의 재단에서 주최한 초등학생과 중학생 교육봉사 등을 하며 누군가에게 도움이 되는 삶을 살고자 노력을 해왔습니다. 저는 이러한 활동들의 단순한 나열이 '나누는 삶'을 의미한다고는 생각하지 않습니다. 하지만 다양한 활동을 통해 누군가에는 필요한 도움을 주고 섬기는 일이 곧 나에겐 더 큰 풍요로움으로 다가온다는 것을 다시 한번 확인하게 되는 소중한 시간이 되었습니다.

어린 시절에 남다른 성향이 있었나요?

어린 시절을 떠올리면 '승부욕'이라는 단어가 생각납니다. 앞에서 이야기한 봉사라는 키워드와는 어울리지 않는 느낌이지만 어릴 적부터 저는 승부욕이 강했어요. 특히 축구를 좋아해서 초등학교 때 축구부 주장을 맡았었는데, 경기에서 지게 되면 분하고 억울한 마음에 닭똥 같은 눈물을 보였던 기억이 납니다. 중학교 때에는 공부에 대한 승부욕이 생겼는데 그 덕분에 학습에 흥미가 붙어 좋은 성적으로 중학교를 졸업하기도 했고요. 고등학교 시절에는 일전에 없었던 감투가 욕심이 났던지, 학교 선거에 출마해 전교 학생회장과 부회장을 했었습니다. 저는 적절한 승부욕은 나쁜 게 아니라고 생각이 됩니다. 단순히 상대방을 이겨야겠다는 마음이 아니라, 목표를 정하여 자신과의 승부를 벌이면 건강한 동기부여가 되기 때문이죠. 이러한 승부욕 덕분에 제가 원하는 목표가 있을 때마다 더 나아갈 수 있는 원동력이 되어 왔습니다.

Question **첫 대학이 약대가 아니라고 들었습니다.**

저는 두 번의 대학 생활을 했습니다. 저의 대학 생활 모토는 '완벽주의자가 되기보다는, 마음의 소리를 따르는 경험주의자가 되자'였어요. 8년 동안 대학 생활을 한 것이므로 그 기간 더 다양하고 알차게, 그리고 후회 없이 대학 생활을 했었습니다. 첫 번째 대학에서는 생명과학 분야를 전공했어요. 무언가를 배우는 게 재밌어서 평소 관심 있던 분야에 실험실 장학생으로도 근무했었는데, 평소 수업 때 배울 수 없었던 내용을 교수님께 1:1로 배울 수 있어서 흥미로웠답니다. 그리고 ROTC(학군단: 2년간 대학에서 훈련을 받고 졸업과 동시에 장교로 군 복무를 하는 제도)에 지원하게 되어서 2년 동안 대학 생활뿐만 아니라 군사 훈련도 병행했습니다. 이때 같이 동고동락한 학군단 동기들은 각자 다 다른 전공이었기 때문에 15년이 지난 지금 사회 각 분야에 진출해 있어서 저한테도 큰 도움이 되고 있답니다. 저는 군 생활을 마치고 다시 약사라는 꿈이 생겨 약대를 준비하게 되었습니다. 그래서 29살의 늦깎이로 두 번째 대학에 입학하게 되었지요.

늦은 나이에 약대에서의 생활이 힘들진 않으셨나요?

두 번째 대학 생활이라 그런지 오히려 즐기면서 할 수 있었답니다. 이때 다양한 대외 활동에 도전해봤죠. 초등학교와 중학교에 가서 2박 3일간 교육봉사를 했던 것도 기억에 남고요. 초록우산어린이재단에서 주관한 Dream Science Class의 부산 대표 멘토로 선발되어 과학자의 꿈을 지닌 아이들의 미래를 온 마음 다해서 응원했던 활동도 기억에 많이 남습니다. 이러한 대외활동도 많이 했지만, 나이가 제법 있었던 대학생이라 생계를 직접 책임을 져야 해서 과외 수업도 많이 했습니다. 많게는 과외를 한 번에 7개를 진행하면서 학교생활도 병행했답니다. 시간상으로 여유가 없었지만, 대학 생활을 소홀히 하진 않았어요. 약대에서도 학년 대표와 축구 동아리 대표, 그리고 학교 안에 대외활동 동아리를 직접 만들어서 지금까지도 활동을 계속하고 있습니다. 제 모토인 경험주의자가 되기 위해 눈코 뜰 새 없이 대학 생활을 열정적으로 보냈던 거 같아요.

원래 독서를 즐기셨나요?

솔직히 저는 책을 그다지 좋아하지 않았습니다. 공부는 어떻게 했었는지 참 아이러니하네요. 더 가슴에 손을 얹고 이야기하자면, 책을 싫어했죠. 바깥 활동을 좋아해서인지 앉아서 책 읽는 게 너무 답답했거든요. 그런데 책을 멀리하니 제 생각도 어느 순간 갇혀 버린 것 같고, 더 새로운 얘기가 떠오르지 않는다는 걸 뒤늦은 나이에 깨닫게 되었습니다. 그래서 한 달에 한 권씩은 읽어야겠다고 생각하고 친구가 운영하는 독서 모임에 가입했습니다. 시작은 가볍게 1년만 하려고 했지만, 독서 모임이 즐거워서 4년 정도 했었네요. 그리고 운영진까지도 했답니다. 이 모임을 통해서 책 읽는 즐거움은 직접 읽어본 사람만 느껴볼 수 있다는 걸 알게 되었죠.

Question 가장 인상 깊었던 책에 대한 소개 부탁드립니다.

일본 작가이자 세계적인 추리 소설계의 거장, 히가시노 게이고의 '나미야 잡화점의 기적'이라는 대표작입니다. 히가시노 게이고는 적지 않은 나이에도 정말 많은 작품활동을 하는 것으로 알려져서 국내에도 팬이 많은 것으로 알고 있습니다. 대부분 그의 책들이 그렇듯이 흡입력이 엄청난 소설입니다. 정말 순식간에 읽힐 정도로 몰입이 잘 되었던 책이에요.

간단히 책 소개를 하자면 오랫동안 비어있었던 잡화점에 3인조 좀도둑이 과거에서 도착한 고민 상담 편지에 답장하면서 일어나는 하룻밤의 기묘한 이야기를 그려낸 소설이에요. 인간 내면에 잠재한 선의에 대한 믿음이 작품 전반에 녹아 있는 이 이야기에는 살인 사건이나 명탐정 캐릭터가 전혀 등장하지 않지만, 마치 추리소설처럼 퍼즐을 맞추어 가는 치밀한 구성 속에 가슴 뭉클한 반전을 선사하는 것이 참으로 일품입니다. 히가시노 게이고 특유 기발한 상상력이 잘 녹아든 책으로 청소년들이 읽기에도 재밌을 거예요.

국내 서적으로는 '79만 원으로 세계 일주'라는 책을 추천하고 싶군요. 이 책의 작가는 저와 ROTC(학군단) 동기였던 친구인데 1,948일 동안 5대륙, 38개국, 258개 도시로 세계 여행을 다니면서 쓴 책이에요.

세계 일주에 들어간 비용은 단돈 79만 원, 나머지 자금은 현지에서 자급자족하면서 충족시켰어요. 다들 불가능하다고 생각하시겠지만, 작가는 '불가능이 아니라 가능하지만 도전하지 않는 일'이라고 생각하면서 여행을 시작했답니다. '내가 할 수 있을까?'라는 상황이 있으시면 이 책을 통해 무엇이든 가능하다는 메시지를 얻으실 수 있을 거예요. 무언가 도전을 망설이는 이들에게 '당신이 하고 싶은 일을 하세요'라고 응원해주는 책인 거 같아요.

약국을
온라인으로
확장하다

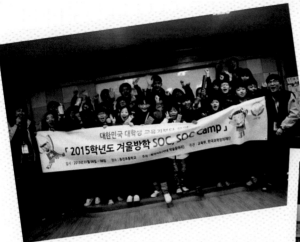

▶ 교육봉사

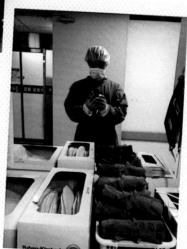

▶ 동의의료원 재직 시절

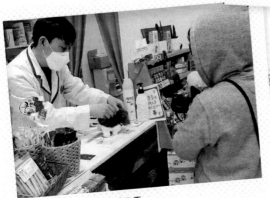

▶ 고객에게 동물약 복약 지도 중

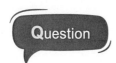

어린이 건강상담 전문약국 & 동물약 상담 전문약국을 운영하고 계시는데 일반 약국과 차이가 있나요?

일반적으로 생각하시는 약국의 모습은 아파서 병원에 가게 되면 병원에서 진료를 받고, 그 후에 약을 받기 위해 처방전을 가지고 약국을 방문하는 모습일 거예요. 제가 운영하는 약국은 물론 처방전을 가지고 와서 약을 받아 가실 수도 있는 약국이지만, 좀 더 상담에 중점을 맞춰서 운영하고 있답니다. 특히 어린이 건강 상담을 전문적으로 해드리고 있는데, 자체 제작한 아이 건강 체크리스트를 활용해서 맞춤 상담을 진행하고 있어요. 그래서 아이들 체질에 맞게, 부족한 것이 무엇인지, 생활적인 측면에서 어떻게 관리를 해야 하셔야 되는지 등을 상담해 드리고 있어요. 약국에 직접 오셔서 상담받으시는 분도 계시지만 온라인을 활용해서 상담받는 분도 많이 계세요. 또한 동물약 상담 전문약국으로도 운영하고 있는데 개인적으로 반려동물 자격증과 반려동물 영양 아카데미를 이수해서 좀 더 전문적으로 동물약국을 운영하고 있어요. 블로그나 인스타그램 등 온라인으로도 반려동물 건강상담 및 도움 되는 정보도 공유하고 있습니다. 반려동물 키우는 인구수가 1,500만 명을 넘어서고 있는 시점에, 아직 동물약 분야는 보호자들에게 생소하기도 하고 가벼운 증상에 쓰이는 동물약도 구하기 어렵죠. 우리 약국에서는 동물약에 대한 서비스를 제공해드리고 있는데 방문해주시는 분들에게 만족도가 매우 높답니다.

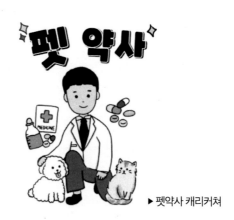

▶ 펫약사 캐리커쳐

약국 브랜딩이 실제로 매출에 많은 도움이 되나요?

저는 약국 이름을 따서 '별빛 약사'와 동물약 전문약국의 컨셉을 가진 '펫 약사'라는 두 가지 네이밍을 가지고 약국 브랜딩을 하고 있습니다. 처음 약국을 시작했을 때보다 브랜딩을 본격적으로 하고 난 후에 매출이 많이 늘었고요. 오프라인뿐만 아니라 온라인으로도 많은 활동을 해서 그런지 실제 매출도 늘었지만, 약국에 대한 이미지가 좋아져서 전반적인 약국 경영에도 큰 도움을 받고 있어요. 요즘에는 많은 약사님이 본인의 약국 컨셉에 맞는 브랜딩을 하고 계셔서 소비자분들이 컨셉에 맞는 약국을 골라서 이용하셔도 도움이 되실 거예요.

다양한 강의와 인스타그램을 통해 지식을 나누게 된 이유가 있으실까요?

제가 존경하는 약사님이 계십니다. 약사들 학술 모임인 '나눔스터디' 모임의 리더이신데요. 저는 그분의 영향을 많이 받았습니다. 왜 나누게 되었느냐에 대한 대답도 그분의 평소 철학과 관련이 있고 그분께 들은 얘기입니다. 세상에는 기버(더 퍼주는 사람)와 테이커(더 받아 가는 사람)가 있는데 분야별 어떠한 사람이 성공하느냐를 놓고 연구해봤더니 재미있는 결과가 나왔답니다. 분야별 최하위층은 기버였습니다. 여기까지만 보면 다른 사람들에게 베풀어서는 안 된다는 생각이 드실 테지만, 분야별 최상위층을 보니 역시 기버였어요. 최하위층 기버와 최상위층 기버의 차이는 최하위층은 무조건 퍼주는 사람이었고, 최상위층은 받기만 하는 테이커를 멀리하는 기버였습니다. 나누지만 계속해서 받기만 하는 테이커를 멀리하다 보니 그런 기버에겐 더 좋은 사람들이 모이고 기버가 점점 많아졌다는 논리죠. 제가 속한 나눔 스터디도 마찬가지예요. 저도 많이 받았기에 그만큼 나눔을 시작했고 그리하여 저도 다른 사람에게 기버가 되어 있었습니다. 나눔의 선순환이 발생하게 되어서 스터디는 물론 저 또한 많은 발전을 하게 되었죠. 이러한 좋은 발전이 있었기에 강의와 인스타그램, 블로그에서 저 또한 좋은 정보를 제공하게 되었답니다.

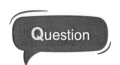
Question 인스타그램에 올리시는 이미지들의 디자인 작업은 스스로 하시는 건가요?

네 그렇습니다. 디자인에 소질은 없지만, 특별히 어려운 작업이 아닌 이상, 직접 해보고 있습니다. 요즘에는 세상이 좋아져서 카드 뉴스, 홍보물 등을 누구라도 손쉽게 만들수 있게 제공해주는 사이트가 많더라고요. 저도 이러한 곳을 이용해서 직접 디자인해서 카드 뉴스, 블로그, 약국 홍보물 등을 만들고 있어요. 처음 시작할 때 하나하나 만드는데 엄청난 시간과 노력이 들어가서 힘들었지만, 이제는 어느덧 익숙해져서 속도는 붙고 있어요. 하지만 여전히 디자인이라는 분야는 어렵고 배워야 할 게 많은 것 같습니다.

Question 인스타그램과 블로그에 올리시는 정보성 콘텐츠들에 대한 실마리는 어디에서 얻으시나요?

주로 생활 속에서 많이 얻고 있어요. 약국에 강아지를 데리고 오시는 분들이 "우리 강아지 어디가 불편한데 어떻게 해야 하나요?"라는 질문을 들으면 그에 대해 답변을 해드리면서 '아! 이러한 부분을 보호자가 궁금해하시겠구나'라는 생각이 떠올라요. 그리고 주변 지인분들이 카톡으로 많이들 건강에 관해서 물어보세요. "오메가3, 저는 얼마나 먹어야 하나요?, 우리 아이 냉장 보관해야 하는 병원약을 받아왔는데, 실온해 뒀어요. 먹여도 되나요?" 등등 이러한 생활 속에서 일어나는 일들을 바탕으로 그에 따른 서적과 관련 자료를 참고해서 콘텐츠들을 제작하고 있어요. 그리고 SNS(블로그, 인스타그램 등)에도 많은 정보가 올라오는데, 그러한 내용을 보면서 약사의 입장에서 도움 될만한 내용을 덧붙여 콘텐츠들을 제작하기도 하고요. 특히 SNS 같은 경우 요즘 많은 사람이 어떠한 콘텐츠에 관심이 있는지, 어떠한 점을 궁금해하시는지 파악할 수 있는 도구로도 사용하고 있어요. 시대에 뒤처지지 않기 위해 큰 노력을 하고 있답니다.

불과 몇 년 전만 하더라도 동물에게 사용할 약들이 한정되어 있어서 제때 치료받지 못하는 동물들이 많았어요. 최근에 반려동물 인구수도 늘어나고 이에 따라 동물약도 다양해져서 약사의 입장에서 챙겨드릴 수 있는 약이 많아져서 참 다행이라고 생각해요. 하지만 아직 원하는 약을 쉽게 구하기가 힘드셔서 꼭 좀 구해달라고 부탁하시는 분들이 많으신데, 저도 여기저기 알아보고 최대한 구해드리려고 하고 있어요. 구하시기 힘든 약들을 구해드리면, 보호자들이 정말 고마워하셔서 맛있는 거를 약국에 사 들고 오시는 경우도 있고요. 동물약 효과를 보고 너무 기분이 좋으셔서 건강한 모습의 반려동물 영상을 보여주시는 분도 계셨어요. 이럴 때는 정말 뿌듯함이 밀려온답니다. 동물약국으로도 인터넷에 등록되어 있어서 그런지, 가끔 독특한 문의도 많이 들어와요. '새를 키우는데 새가 뭘 잘 못 먹어요', '열대어 약 챙겨주세요', '애완 거북이한테 좋은 영양제 추천해주세요' 등 다양한 문의가 들어오고 있어요.

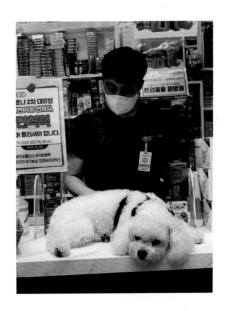

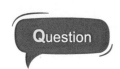

자체 제작하신 아이 건강 체크리스트에 대해 조금 더 설명해주실 수 있나요?

상담을 전문적으로 하시는 많은 약사님이 체크리스트를 통해 상담에 활용을 많이 하십니다. 별빛약국은 약국이 위치한 동네 특성상 아이들을 두신 부모님들이 많이 방문하십니다. 그래서 아이들 건강에 전문적으로 상담을 해드리고 싶어서 체크리스트를 자체 제작했습니다. 큰 카테고리에 식생활, 소화, 기관지, 피부, 면역, 수면 등으로 나누어서 그에 맞는 세부적인 질문지를 만들었어요. 40개 이상의 질문지를 체크해주시고, 기존에 복용하고 있던 아이들 영양제를 적어주시면 아이의 상태와 체질을 파악한 후 오프라인 및 온라인(카톡 채널)으로 상담을 이어갑니다. 단순히 약과 영양제를 판매하는 것이 아닌 개선해야 할 생활 습관도 알려드리며, 맞춤식으로 상담을 진행해오고 있어서 지역 주민분들의 반응도 좋답니다. 체크리스트를 시작한 지 얼마 안 되었지만, 100명 넘는 아이들을 관리해드리고 있어요. 동네 주민뿐만 아니라 멀리서 차 타고 오시는 분도 계시고, 온라인으로도 상담하고 있어요. 상담업무는 단순히 약을 판매하고 매출을 올리는 것과는 별개로 약국에서 가장 중요한 부분이라고 생각하기 때문에, 약국을 찾아주시는 분들 한 분 한분께 진심을 담아 상담을 진행하고 있습니다.

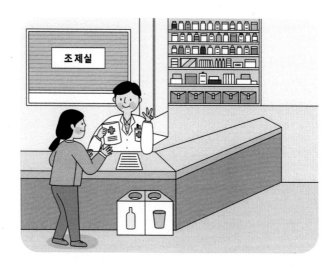

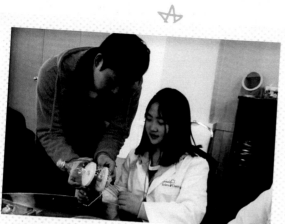
▶ 교육봉사

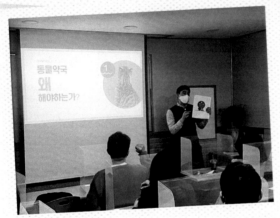
▶ 동물약 관련 강의

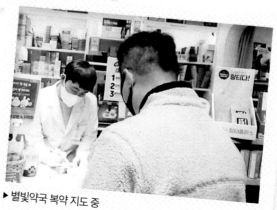
▶ 별빛약국 복약 지도 중

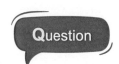

Question 직접 반려견을 돌보시면서 느낀 동물약 처방과

복약에 대한 설명을 부탁드립니다.

'시월이'와 가족이 된 건 2년밖에 안 되었어요. 그전에는 반려동물을 귀여워만 했지, 어떻게 돌봐야 하는지 정말 아무것도 몰랐어요. 어떻게 케어해야 할지 아무것도 모르니 인터넷 검색을 하게 되었는데 거기서는 전문적인 정보가 제공되기보다는 "해보니 좋더라", "누구는 그거 먹더라" 등 경험적인 측면에서 한 얘기가 많아서 좀 더 전문적으로 공부해보아야겠다는 생각이 들었어요. 특히 동물약의 경우 반려동물에게 정확하고 알맞게 사용하면 치료 효과를 나타내지만, 잘못 사용하는 경우에는 오히려 부작용이 나타나거든요. 굉장히 주의 깊게 사용해야 하는데 그러한 정보들이 부정확한 게 많았어요. 그래서 더 공부해서 올바른 정보를 제공하자고 생각이 되어 동물약 이외에도 작년에는 반려동물과 관련된 자격증도 따고, 반려동물 영양에도 관심이 생겨서 해외에서 하는 'Pet Nuturition' 온라인 코스도 이수하게 되었죠. 하지만 아직도 여러 분야에 부족함을 많이 느끼고 있어서 더 노력해야 할 거 같네요. 이러한 저의 노력이 많은 반려동물 보호자들께서 반려동물을 건강하게 키우는 데 도움이 되었으면 하네요.

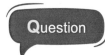

Question 약품 봉사활동을 하셨다고 했는데

주로 어떤 활동을 하셨는지 자세히 알고 싶어요.

약대 재학생들 위주로 운영되는 봉사활동입니다. 저는 약대 재학시절에 약대 교수님, 현직 약사님들, 약대생이 주축이 되어 경상남도 함양에 찾아가 동네 어르신들에게 봉사활동을 했었습니다. 주로 했던 활동은 병원이나 약국에 제때 방문하시기 힘드신 고령의 어르신들에게 기초적인 건강 지식을 전달해드리면서 동네에 도움 되는 봉사활동도 곁들여서 했었고요. 구체적으로 말씀드리자면, 동네 마을회관에서 봉사활동에 참여해주신 약사님과 약대생이 간단한 혈압측정, 기초적인 문진, 그리고 어르신들이 복용 중인 약의 올바른 복용법을 설명해드렸어요. 대부분의 어르신이 약을 복용하고 계신데 올바른 방법으로 복용하시는 분들이 몇 분 안 계셔서 놀라고 걱정이 되었던 기억이 있어요. 약을 어떻게 복용해야 되는지 어르신들께 주의사항을 안내해드리고 필요한 일반의약품과 영양제, 가정상비약 등을 제공해드렸답니다.

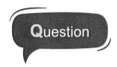

지역사회와 상생할 수 있는 약사의 활동에는 무엇이 있을까요?

저는 초고령화가 되어가고 있는 우리나라에서 약사가 약국 안을 넘어 지역 주민들과 더 가까이에서 건강관리와 의약품 관리에 나서야 한다고 생각됩니다. 약에 대한 서비스가 필요한 분들에게 약사가 직접 방문해서 의약품 관리와 어떻게 복용해야 하는지, 중복으로 복용하는 게 없는지 등에 대해 적극적으로 전문적인 지식을 활용하는 활동이 매우 필요하고요. 지금도 지역별로 이러한 방문하는 활동들이 조금씩 진행되어 가고 있는 거로 아는데, 많은 보건의료 전문가들도 이러한 제도의 필요성과 효과에 대해서 공감을 나타내고 있고 실제로 환자의 건강관리와 더불어 의료비 절감에도 도움이 된다고 하니 지역사회에서 더욱 활성화되었으면 하는 바람입니다. 특히 직접 찾아가는 서비스를 통해 만성질환을 앓고 계신 지역사회 내 어르신들과 몸이 불편해서 바깥 활동을 하지 못하시는 분들에게 큰 도움이 될 건데요. 중복되어 복용하는 약물이 없는지, 올바른 시간에 적정한 양을 복용하시는지 등을 약사가 직접 방문해서 알려드린다면 지역사회에 기여할 수 있는 약사의 활동이 아닐까 하는 생각이 듭니다.

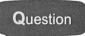

약사로서 갖는 앞으로의 계획 및 포부가 있다면?

앞으로의 저의 계획은 우리 별빛약국을 동네 단골약국으로 운영하여 지역사회에 도움 되는 약국이 되는 게 일차적인 목표입니다. 동네에 아픈 분들이 생기시면 가장 먼저 손쉽게 찾을 수 있는 곳이 약국입니다. 저는 그 책임감을 좀 더 느껴서 지역사회에 녹아드는 활동을 더 열심히 하고 싶네요. 예를 들어서 안전한 약물 사용 교육, 약물 오남용 교육 등 동네 주민분들에게 도움이 되는 강의 등을 통해 재능기부를 하고 싶습니다. 그리고 현재 운영되고 있는 동물약국을 조금 더 전문적으로 운영을 해서 반려동물도 사람들과 같이 건강관리를 도와주는 그러한 약국으로 성장시키는 것이 저의 목표입니다. 동물 약뿐만 아니라 체질, 성격에 맞는 동물 영양제도 알맞게 상담해드려서 가족이 된 반려동물의 건강 또한 책임지는 약사가 되고 싶습니다. 또한 온라인에서도 지금처럼 활발히 소통하며, 전문적인 지식을 쉽게 전달해드리는 역할을 해서 '펫 약사'라는 타이틀로 머지않아 인플루언서가 되는 게 목표입니다. 궁극적인 목표는 약사라는 직업이 최일선에서 국민들 건강에 가장 중요하게 다가가는 직업이기 때문에 좀 더 분야별로 전문화된 약사가 양성되는 데 도움이 되고 싶은 계획이 있습니다.

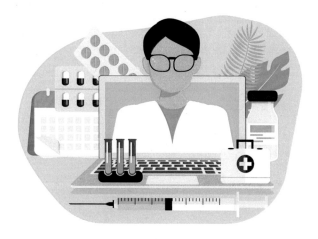

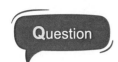
약사를 꿈꾸는 학생들에게
진지하게 하실 말씀이 있나요?

약사, 참 좋은 직업이에요. 보람도 느끼고, 다양한 분야에서 일을 할 수도 있고요. 그래서 약사를 꿈꾸는 학생들도 많다고 알고 있어요. 약사를 꿈꾸는 청소년들이 '왜 약사가 되고 싶은지' 한 번 더 생각해볼 필요가 있다고 생각해요. 그냥 약사가 되고 싶다는 것보다는 의미 있는 이유로 약사라는 직업을 하고 싶다면, 저처럼 늦은 나이에도 도전할 수 있는 직업이거든요. 단순히 돈을 버는 직업으로만 생각하고 약사라는 직업에 종사하게 된다면 적성에 잘 안 맞으실 수도 있어요. 앞서 말씀드린 것과 같이 대부분의 약사가 약국이라는 공간에서 사람들과의 소통을 통해 일하는 직업이거든요. 특히 약사와 만나는 분들은 대부분 아프신 분들이라 그분들도 몸이 아파서 짜증이 나신 분도 계실 거고 힘들어하시는 분도 계실 거예요. 그러한 분들을 이해하고 공감하는 능력도 전문지식 못지않게 중요한 부분이에요. 그래서 약에 관한 공부도 중요하지만, 커뮤니케이션에 관한 공부도 많이 하시길 부탁드려요. 저는 약사라는 직업이 참 좋고 행복한 직업이라고 생각이 됩니다. 남들에게 도움을 드리면서 보람을 느끼는 직업이라 만족도도 높은 거 같고요.

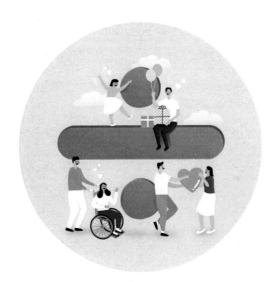

다소 내성적이었던 초등학교 시절에 테니스부에서 운동하면서 테니스 선수의 꿈을 키운 적도 있다. 어린 시절 아버지의 병환으로 경제적인 어려움이 있었으나 가족들과 잘 극복하며 학창 시절을 보냈다. 수학을 싫어하고 어문계열을 좋아한 이과생이었기에 수학의 비중이 덜한 약대를 선택하게 되었다. 대학 시절에는 밴드동아리와 함께 학생회장을 할 만큼 활동적이었으며 영어 과외를 하면서 학비를 충당하였다. 충남대학교 약학과를 졸업 후에 삼양제넥스, 이수앱지스 등의 회사를 거쳐 현재 에이프릴바이오라는 회사에서 본부장으로 근무하고 있다. 에이프릴바이오는 다양한 신약기술을 바탕으로 더욱 효과적으로 작용할 수 있는 신약 형태를 개발하는 분야다. 평범한 삶이 아니라 새롭고 도전하는 일을 좋아했기에 남다른 약사로서의 길을 걸으며 현재에도 신약개발에 매진하고 있다.

에이프릴바이오 본부장
이재흥 약사

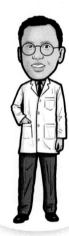

현) 에이프릴바이오 본부장
· 충남대학교 학사
· 충남대학교 석사
· 삼양제넥스
· 이수앱지스
· KT&G 생명과학
· 아키젠바이오텍

약사의 스케줄

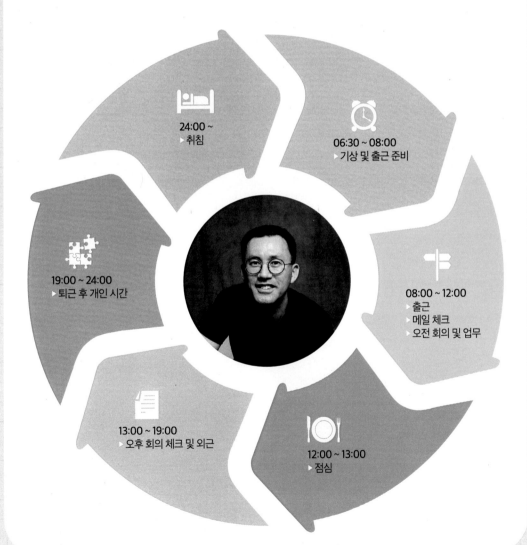

이재흥
약사의
하루

24:00 ~
▶ 취침

06:30 ~ 08:00
▶ 기상 및 출근 준비

19:00 ~ 24:00
▶ 퇴근 후 개인 시간

08:00 ~ 12:00
▶ 출근
▣ 메일 체크
▶ 오전 회의 및 업무

13:00 ~ 19:00
▶ 오후 회의 체크 및 외근

12:00 ~ 13:00
▶ 점심

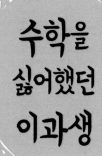

수학을
싫어했던
이과생

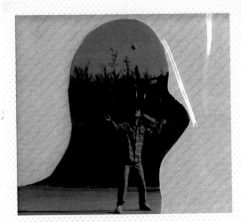

▶ 초등학생 시절 테니스부

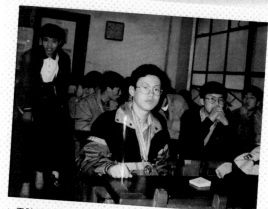

▶ 중학생 시절

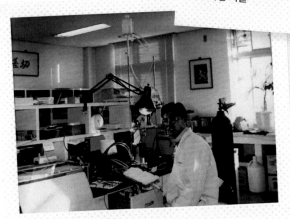

▶ 대학생 시절 실험실에서

학창 시절 어떤 학생이었나요?

초등학생 시절 저는 매우 평범한 학생이었습니다. 보통의 남자아이들처럼 뛰어다니고, 운동을 좋아하는 학생이었어요. 학원은 다니지 않았고 학교-집-학교-집이었던 것 같아요. 그 흔한 태권도 학원도 한번 안 다녔어요. 딱히 외향적인 성격은 아니었던 것 같아요. 왜 했는지 이젠 기억이 나질 않지만 6학년 시절 반장을 해본 기억이 있어요. 그리고 초등학생 시절 학교에 테니스부가 있었어요. 운동을 좋아해서 테니스부에 들어갔었고, 2년이나 했었어요. 너무 재밌고 즐거워서 전 세계 대회를 휩쓰는 존 매켄로(John Patrick McEnroe) 같은 운동선수가 꿈이었어요. 근데 소질이 없었는지 생각만큼 잘하지는 못했던 것 같아요. 그래서 자연스레 이 길이 아니라고 생각했죠. 초등학교 5학년 즈음에 아버지께서 갑자기 쓰러지셨어요. 그 당시엔 매우 큰 충격이었어요. 한창 경제활동을 하실 나이에 쓰러지셔서, 경제적으로 힘들고, 집안 분위기도 좋진 않았어요. 그래서인지 또래 친구들보다는 조금 더 성숙해졌던 것 같아요. 학생 때 그런 일을 겪으면 삐뚤어지거나 안 좋은 길로 갈 수도 있었을 텐데, 그러지 않아서 다행이었던 것 같습니다. 저를 잘 이끌어주신 어머니와 다른 가족들에게 항상 감사한 마음을 가지고 있답니다.

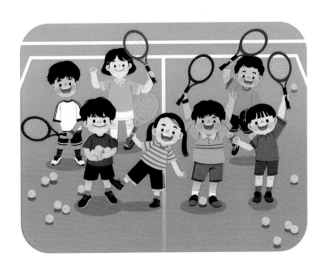

좋아했던 과목은 영어였어요. 전형적인 문과적인 성향이었던 것 같아요. 수학은 너무 힘들었거든요. 지금도 수학2, 미분과 적분, 저는 하나도 기억 안 나요. 정말 까마득한 기억이에요. 그 정도로 제가 수학에 애정이 없었던 거죠. 그런데도 친구들이 다들 이과를 가니까 같이 휩쓸려서 갔던 것 같아요. 그 당시엔 남자애들은 이과로 가는 게 일반적이었어요. 아마 문과로 갔더라면 공부할 때 더 수월하게 했을 것 같기는 해요. 워낙 영어나 국어 같은 과목을 좋아했기 때문에 괜히 이과 다니면서 하기 싫은 수학 공부만 죽어라 했지 뭐예요. 이 쓰라린 경험 때문에 제 아이들은 자신이 정말 하고 싶은 게 뭔지 곰곰이 생각해보라는 조언을 참 많이 했어요. 자신의 마음을 따라가되 대신 무엇을 하든 독서만큼은 절대 손에서 놓지 않도록 지켜보고 있어요. 독서는 어떤 분야에서든지 생각할 힘을 길러주는 가장 중요한 습관이거든요.

어릴 적엔 약사가 꿈이었던 적은 없었어요. 의사나 약사는 생각도 해본 적 없고, 그저 주변 친구들처럼 서울에 있는 대학을 다니고 싶었어요. 제 자신을 촌사람이라고 생각하는데, 일반적으로 촌에 사는 사람들은 도시에 대한 로망을 가지고 있어요. 이과니까 일반적으로 가는 공대를 가고 싶었죠. 재밌게도 저는 이공계 쪽 머리는 아니었던 것 같아요. 수학이 너무 싫었어요. 어느 정도였냐면, 고3 때에 문과로 전향을 해야 하나 진지하게 고민도 했을 정도였으니까요. 그래서 공대에서도 수학이 가장 필요 없는 학과를 가려고 했어요. 그렇게 찾은 게 산업공학과였죠. 서울에 있는 명문대학은 가기가 힘들었고, 가정환경도 좋지 않아서 집과 가까운 학교로 가야겠다고 생각을 했어요. 그래서 충남대에 무슨 과가 있나 찾아봤는데, 그때 약대가 있는 걸 알았어요. 의대에 가서 의사가 되려면 한세월이 걸리는데 약대는 4년 다니고 졸업하면 바로 약사가 되고 돈을 벌 수 있더라고요.(당시엔 약대가 4년제였습니다.) 나중에 알게 된 사실이지만, 어머니도 내심 의대보다는 약대를 가서 다행이었다고 하셨어요. 4년 동안만 학비를 지원해주시면 되니까요. 약대 진학은 문과 성향이 가득했던 당시의 저와, 집안 형편이 맞물려서 결정되었다고 볼 수 있죠.

Question   대학 시절은 어떠셨나요?

어릴 때는 아주 조용한 성격이었는데, 대학생이 되면서 좀 더 활동적인 사람이 되어보자는 결심을 했던 것 같아요. 활동적인 성격이 살아가는 데에 많은 도움이 될 것 같았거든요. 그래서 밴드동아리 활동도 하고 학생회도 하고 학생회장도 했습니다. 열심히 학교 생활을 했어요. 덕분에 친구들도 많이 사귀었고요. 사회에 나와서도 자주 학교에 갈 만큼 애정을 많이 쏟았어요. 제가 사회에 나와서 생활하다 느낀 게 있는데요. 졸업한 학교를 찾아와주시는 동문 선배님들은 정말 학교에 대단한 애정을 가지고 계시다는 사실이에요. 살아가면서 바쁜 와중에 후배를 챙긴다는 건 절대 쉬운 일이 아니거든요. 학부 시절 저는 공부하면서 등록금을 벌어야 하는 상황이어서, 영어 과외도 했었어요. 약대생이어서 다들 수학이나 과학을 가르쳤을 거라 생각하시더라고요. 말씀드렸듯이 수학과 과학 같은 분야는 제 영역이 아니에요. 영어에는 자신이 있었기 때문에 영어 과외는 두루두루 다녔었죠. 나름 바쁘게 살았던 것 같아요.

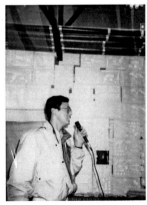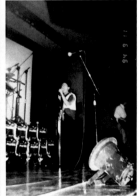

▶ 대학교 시절 밴드 활동

학생 때는 학교생활 이후에는 약사는 약국에서만 일하는 줄 알았어요. 집에서도 얼른 약국에 가서 경제활동을 하기를 원하셨어요. 빨리 경제적으로 아들이 도움 되기를 바라셨던 것 같아요. 가정형편이 어려웠기 때문이겠죠. 그러던 와중에 충남대 학생회장을 하면서 전국에 있는 약대 회장들과 친하게 지낼 기회를 얻었고, 덕분에 약국 외 진로에 대한 정보를 많이 얻었어요. 제약회사에서 개발직, 연구직으로 일할 수 있는 길 그리고 학교에서 교수로 남는 길, 병원에서 병원 약사가 되는 길 등 제 앞에 펼쳐진 길이 다양하다는 걸 알게 되었지요. 빨리 독립해서 경제활동을 해야한다는 압박감도 있었지만, 갈 수 있는 길이 많다는 점 때문에 기대감에 부풀었던 기억도 있네요. 저는 병역도 해결할 겸 석사학위를 취득하고 회사로 가야겠다고 결정했어요. 약사를 꿈꾸는 여러 친구와 후배들에게도 약사의 길에는 다양한 분야가 있다는 걸 꼭 알려주고 싶어요.

석사 시절에는 대학원을 다니면서 동시에 한국화학연구소에서 일할 기회가 있었어요. 당시 지도 교수님이 화학연구소 팀장으로 계셨기 때문에 가능했던 것 같아요. 대학생 때 연구소 견학을 하면서 최신장비들을 보며 신기하고 궁금한 부분이 많았죠. 연구소에서 일하면 월급도 받고 식사도 해결되고 통근버스도 있어서 안 할 이유가 없었어요. 한국화학연구소는 많은 일을 하지만, 제가 주로 했던 업무는 스크리닝을 통해 화학물질을 선별하면서 가능성 있는 물질을 실험하는 거였어요. 화학물질이 의약품으로서 가치가 있는지, 약효나 독성에 대한 동물실험을 했어요. 저는 순환기 파트에 소속되어 있어서 순환기 관련 약물들로 실험을 했답니다. 안타깝게도 그때 의약품으로 발전된 물질은 없었어요. 상업화를 하진 못했지만, 그래도 의약품 연구 개발에 대한 전반적인 과정을 체험해 볼 수 있어서 매우 많은 도움이 되었습니다.

작은 회사에서의
큰 경험

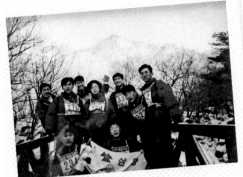

▶ 삼양제넥스 신입사원 연수

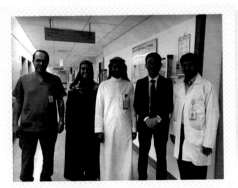

▶ 사우디아라비아 출장

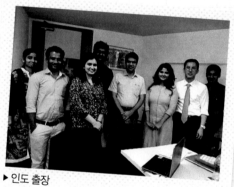

▶ 인도 출장

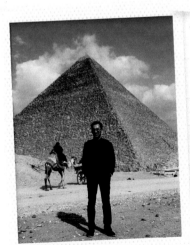

▶ 이집트 출장

석사 졸업 후 곧바로 회사에 취직하신 건가요?

병역 해결의 목적도 있고, 회사생활을 해보고 싶은 마음이 있었어요. 선배의 소개로 삼양제넥스라는 회사에 지원하고 입사하게 되었습니다. 삼양제넥스는 전분당 만드는 회사로 유명해요. 삼양사라는 식품회사의 자회사인데, 식품에 필요한 원료를 만드는 회사라고 생각하시면 됩니다. 그런데 삼양제넥스가 파클리탁셀(paclitaxel: 항암치료제) 식물세포 배합을 최초로 성공하면서 제약업을 시작하게 되었고 그 시점에 제가 입사하게 된 거예요. 일반적으로 회사에 입사하면 모든 구성원이 해야 할 일들이 정해져 있고 맡은 업무를 하면 되는 구조인데, 이 회사는 그렇지 않았어요. 아무것도 없는 상태에서 모든 걸 새로 해야 하는 상황이었죠. 공장도 새로 짓고, 그 공장에서 의약품을 생산한다는 서류도 만들고, 의약품 제품 허가도 받고, 일반적으로 회사에서 하는 일뿐만 아니라 새로운 일도 많이 했어요. 바로 위 선배가 제가 입사한 지 6개월 만에 퇴사하는 바람에 물어볼 곳이 없었죠. 책도 찾아보고, 선배들한테 연락도 해보고, 학생회 때 만났던 친구들에게도 물어보고, 여기저기 수소문하고 따로 공부도 많이 했어요. 각종 지식이나 절차를 알게 된 것도 중요하지만, 모르는 부분에 대해서 어떻게 공부하고 알아봐야 하는지를 배웠던 점이 큰 수확이었던 것 같아요. 이렇게 공부하니까 할 수 있고 저렇게 하니까 해결되는구나라는 깨달음을 얻었죠.

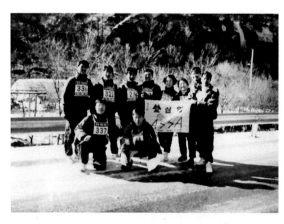

▶ 삼양제넥스 신입사원 연수에서 동기들과

연구개발 약사로서 크게 성장할 기회가 있었나요?

이수앱지스라는 회사에 다녔을 때가 가장 큰 발전이 있었던 것 같아요. 회사에 입사하게 된 건 단순히 연구개발업무를 조금 더 배우고 싶었고, 서울에 있어서 입사했어요. 서울에 대한 로망이 있었나 봐요. 이 회사도 마찬가지로 전통적인 의약품 회사가 아니었어요. 이제 막 의약 사업에 진출을 했던 회사였고, 이번엔 바이오의약품(항체의약품)이 주 종목이었기 때문에 새로운 공부를 많이 했었어요. 그곳에서는 시장조사, 연구기획단계부터 제품허가, 발매, 심지어 해외진출에 대한 업무까지 했었어요. 큰 회사는 영업 마케팅, 해외부서가 다 나누어져 있지만, 작은 회사에서는 그렇게 업무가 나뉘어 있지 않아요. 그래서 다 제가 있던 개발부에서 했던 거예요. 다들 그렇게 물어봤어요. "왜 이 팀장은 여기까지 와서 고생하느냐?, 다른 친구들처럼 회사에서 편하게 일하면서 다 정해져 있는 거 하지, 왜 사서 고생을 하느냐?" 근데 저는 기존에 틀에 박힌 일보다 새로운 일을 도전하는 데에 재미를 많이 느끼나 봐요. 이루고자 하는 목표를 성취했을 때 희열감이 너무 좋고, 모르는 분야를 공부해서 알게 되는 것에 대한 기쁨이 커서 그런 것 같기도 합니다.

현재는 어떤 업무를 하시나요?

현재는 에이프릴바이오라는 회사에 다니고 있어요. 바이오의약품을 만드는 회사고요. 자체 라이브러리, 기반기술을 보유하는 벤처기업이라 보시면 됩니다. 회사 내 여러 부서 중에 연구개발본부를 이끌고 있어요. 연구개발본부는 신물질을 발굴하고, 여러 가지 실험을 통해 의약품으로서 검증하고, 신약개발을 위한 일들을 합니다. 현재는 그 해당 약물로 임상시험을 진행하는 단계에 있어요. 면역질환에 쓰이는 제품인데, 임상시험에서 좋은 결과가 나오기를 기대하고 있어요. 회사에서 저에게 많은 권한을 넘겨서 자유롭게 일할 수 있어서 좋고, 같이 일하는 팀원들이 다 좋은 사람들이라 만족합니다.

해외바이어들을 상대할 기회가 많다고 들었습니다.

의약품을 해외에 수출하기 위해서 해외바이어와 미팅을 하는 경우가 많아요. 여러 국가의 사람들과 만나게 되는데, 협상테이블에서 서로 업무 얘기를 하다가 저녁식사 자리로 옮기면 업무 외의 이야기를 하게 되는데, 이야기 주제가 다양해요. 문화, 예술, 역사, 국가 간 이슈, 와인이나 스포츠까지 다방면으로 얘기를 하게 되죠. 그 시간에 바이어들과 좀 더 가까워 지는 것 같아요. 말이 잘 통하고, 관심 분야도 비슷하면 다음번 비즈니스 때에 성과가 나오는 경우도 있고요. 상대방의 식견이 너무 깊으면 내가 아직 부족함 느끼고 더 공부하게 되는 것 같아요. 개인적으로 사람 상대하는 것을 즐거워하지만, 반대의 성향의 사람들은 조금 힘들 수도 있겠다는 생각도 드네요.

해외업무를 하시려면 영어 실력이 좋아야 하지 않나요?

갑자기 해외업무를 맡는 바람에 영어 공부를 살기 위해 했던 순간이 있었어요. 그 당시 대표님이 저를 믿고 맡겨준 것도 정말 감사했어요. 보통은 사람을 새로 뽑거든요. 영어 공부는 수능 때 이후로는 놓고 있었기 때문에 처음에는 좀 당황했어요. 근데 당장 우리 회사 제품을 소개하고, 판매하고, 계약도 해야 하는데 다른 생각을 할 겨를이 없었어요. 당장 영어학원을 등록해서 배웠어요. 당시 회사에 정말 고마웠던 점은 영어 공부에 대한 지원을 100% 해줬다는 거예요. 그 당시에 유명하고 비싸기도 한 연세어학당 영어 코스도 등록해서 듣고, 그룹 영어도 하고 1:1 영어도 찾아서 공부했어요. 덕분에 영어 실력은 많이 늘었던 것 같아요. 저뿐만 아니라 다른 회사 동료들도 영어공부를 많이 했는데, 한 달에 영어비로만 천만 원이 나왔다는 말도 들었어요. 업무시간에 일하고 퇴근 후에 영어 공부를 하는 게 쉬운 일은 아니거든요. 육체적으로도 힘들었지만, 그때 고생해서 공부했기 때문에 지금의 제가 있는 것 같아요.

Question 특별히 기억에 남는 일이 있나요?

아직도 기억에 남는 날이 있어요. 2006년 12월 30일 담당했던 제품이 식약처로부터 허가를 받았던 날, 그리고 그 제품이 상품화되어서 매출이 발생한 날이 바로 2007년 5월 21일, 공교롭게도 '부부의날'이었어요. 다른 회사에서는 개발부가 허가까지 받으면, 그 후에 발매하고 론칭하는 건 영업마케팅부에서 하는데, 회사가 작아서 제가 다 했어요. 그때도 아는 게 없으니 여기저기 물어보고 공부해 가면서 진행했죠. 그런 경험을 하면서 깨닫는 것은, 의약품이 만들어지고 발매되는 게 혼자의 힘이 아니라 많은 사람들의 협업을 통해서 이루어진다는 점입니다.

Question 해외업무를 하시면서 출장을 자주 다니시나요?

물론이죠. 해외 출장을 자주 갔었던 게 남들과는 다른 이력인 것 같아요. 보통 사람들은 해외여행 하면 유럽이나 미국 일본 동남아를 얘기하지만 저는 일을 하면서 남미나 아프리카 쪽을 더 많이 방문한 것 같아요. 새로운 문화를 접하는 데에 거부감이 없고 오히려 좋아해서 무섭거나 그렇지 않고 너무 재밌었어요. 언어적으로는 어려움이 없었어요. 영어만 해도 의사소통이 되는 것 같아요. 남미는 많이들 위험하다고 하는데, 가지 말라는 곳만 피해서 다니면 위험하지 않아요. 항상 뉴스에 나오는 일들은 가이드 말을 안 들어서 생기는 것 같아요.

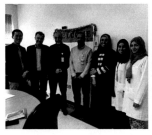 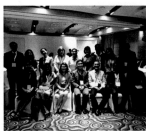 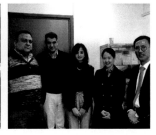

▶ 좌측부터 사우디아라비아, 인도, 이집트 출장

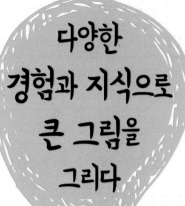

다양한
경험과 지식으로
큰 그림을
그리다

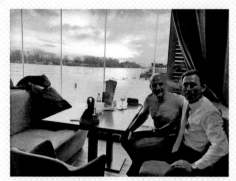

▶ 크로아티아 출장

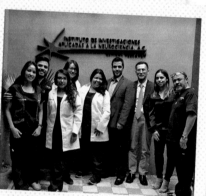

▶ 멕시코 출장

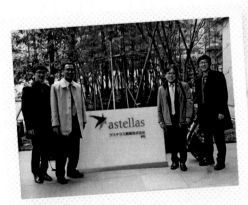

▶ 일본 출장

Question 연구개발 약사로서의 보람과 긍지가 있으실 텐데요?

내가 관여한 제품이 식약처로부터 허가를 잘 받고, 발매되고, 판매되어서 수익이 나고, 해외에 진출하는 과정을 보면서 긍지를 느끼게 되는 것 같아요. 특히 이수앱지스에서 다뤘던 의약품은 극 희귀질환에 쓰는 약이었는데, 해당 환자는 그 약이 없으면 생명을 유지하지 못해요. 의약품을 개발해서 생명을 연장할 수 있고, 환자의 건강에 많은 도움을 줄 수 있다고 생각하면 그런 점도 보람 중의 하나인 것 같아요.

Question 어떤 약사로 남고 싶으신가요?

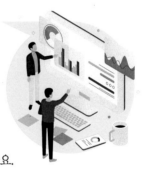

내가 여태 공부해왔고, 습득한 지식을 나눌 수 있는 약사가 되고 싶어요. 컨설팅 방식이 될 수도 있고, 기업자문단이나 고문이 될 수도 있을 것 같습니다. 아니면 저를 필요로 하는 벤처기업에 가서 도움을 주는 것도 좋을 것 같아요. 저는 항상 회사에서 처음부터 시스템을 갖추고, 토대를 만드는 일을 했었기 때문에 그런 쪽으로 쓰임이 있을 것 같아요. 제약을 위해선 많은 분야의 사람들이 필요하지만, 모두가 같은 생각과 같은 맘으로 일하는 게 아니에요. 예를 들어, 연구를 하는 사람은 이 약물을 연구적으로만 보는 경향이 있는데, 실제로는 상업화가 어려운 경우가 많습니다. 반대로, 마케팅적인 측면으로만 접근하면 제대로 된 약이 나올 수 없겠죠. 그래서 전체적으로 가이드를 해줄 수 있는 그런 자리에서 도움이 되는 일을 하고 싶습니다.

Question 특별히 좋아하는 책이나 존경하는 사람이 있나요?

요즘 읽는 책은 '이어령의 80년의 생각'이라는 책입니다. 개인적으로 이어령 교수님을 존경해요. 교수님이 쓴 책은 빼놓지 않고 다 읽었고요. 이어령 교수님이 본인 평생에 자서전을 쓸 일은 없을 것이라고 하셔서, 교수님의 마지막 제자가 100시간의 인터뷰를 통해 이어령 교수님의 생애를 자서전 형태로 쓴 책이에요.

Question 유튜브 같은 미디어를 통해서도 도움을 얻으시나요?

요즘엔 인터넷, 유튜브에 정보가 많아서 좋은 것 같아요. 부럽기도 하고요. 제가 신입이었던 시절에는 이렇게 발달하지 않아서 책을 찾아보고, 사람들에게 수소문하고 그랬던게 큰 어려움이었거든요. 이제는 영어만 잘하면 양질의 정보를 수집할 수 있는 게 너무 좋은 것 같아요. 저는 저희 팀원들에게 유튜브 보라고 권장하고 있어요. 저도 도움을 많이 받는걸요.

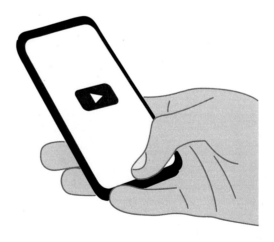

취미나 쉬는 시간에는 무엇을 하시나요?

요즘엔 문화생활을 즐기는 편이에요. 주말에 시간이 될 때마다 아내와 함께 미술관, 박물관을 다니고 있어요. 예전에 관심 없을 때는 몰랐는데, 다양한 전시회가 많이 있더라고요. 서울에만 많은 줄 알았는데, 지방에도 많이 있는 걸 알게 되어서 자주 다니고 있어요. 그 방면 전공자도 아니고, 조예가 깊은 편은 아니지만, 전시회를 가서 새로운 작품들을 보고 있으면 잡생각도 사라지고 생각도 정리하고 환기시킬 수 있어서 힐링 되더라고요. 어제는 유명한 음악 카페를 찾아갔었어요. 장르 구분 없이 여러 가지 음악을 들려주는 곳이죠. 사장님이 음향 관련업을 하시던 분이에요. 좋은 음질로 다양한 음악을 듣고, 사장님이 내려주시는 커피도 마시면서 휴일을 즐겼답니다. 사람이 많을 때에는 1시간 입장 제한이 있는데, 어제는 사람이 별로 없어서 조금 더 머물 수 있었어요.

약사라는 직업을 추천하시나요?

약사를 포함하는 헬스케어 직종은 모두 다 추천해요. 우리나라도 경제 수준이 많이 향상되면서 예전보다 사람들이 건강에 관심이 많아지는 추세예요. 선진 의료환경으로 평균수명도 점점 길어지고 있어서, 헬스케어 시장은 지금보다 더 커질 것으로 예상하고 있습니다. 시장이 커진다는 것은 일자리도 많아지고, 내가 할 수 있는 일이 더 많고 다양해지는 것이니까요. 그중에서도 약사는 환자 그리고 투약되는 의약품과 매우 밀접한 위치에서 일하는 직종이에요. 그런 점에서 앞으로도 유망한 분야이지 않을까 생각합니다.

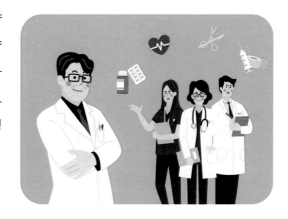

맞벌이하는 부모님의 외동딸로 자라면서 독서를 많이 하였고 글재주도 좋아 독후감 쓰기 대회에서 수상도 하였다. 고등학교 시절 생물 과목을 좋아한 덕에 생물 선생님의 권유로 약사에 관심을 지니게 되었다. 약대 시절엔 약물학 과목에 특별한 매력을 느꼈으며, 교내 응원단 동아리에서도 활발한 활동을 하였다. 대학병원에서 간호사로 근무하셨던 어머니의 영향으로 친숙한 분위기의 병원에서 병원약사의 경력을 쌓게 되었다. 병원에서 처방약 조제, 복약상담, 임상지원업무 외에도 약제팀장으로서 약무행정과 부서관리를 맡고 있다. 급변히는 보건의료 환경에 발맞추어 늘 새로운 변화를 모색하고 있다.

한양대구리병원 약제팀장
이제인 약사

현) 한양대구리병원 약제 팀장
- 중앙대학교 졸업
- 성균관대학원 졸업
- 한양대구리병원 약제팀

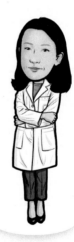

약사의 스케줄

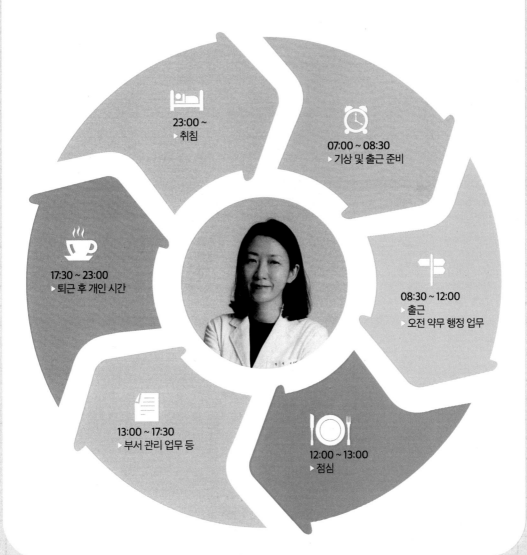

이제인 약사의 하루

23:00 ~
▶ 취침

07:00 ~ 08:30
▶ 기상 및 출근 준비

17:30 ~ 23:00
▶ 퇴근 후 개인 시간

08:30 ~ 12:00
▶ 출근
▶ 오전 약무 행정 업무

13:00 ~ 17:30
▶ 부서 관리 업무 등

12:00 ~ 13:00
▶ 점심

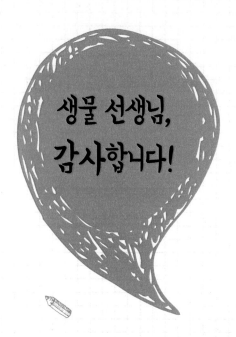

생물 선생님,
감사합니다!

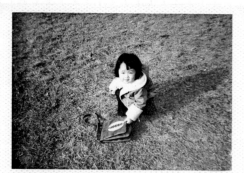

▶ 어린 시절

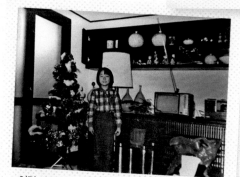

▶ 어린 시절

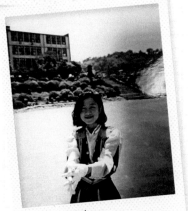

▶ 응원단 동아리

국민(초등)학교 시절에 공부했던 기억은 별로 없어요. 친구들과 술래잡기나 축구를 하며 놀이터에서 어두워질 때까지 뛰어놀았던 기억이 많아요. 형제자매가 없는 외동이라 친구들이랑 주로 어울려 놀았어요. 부모님 두 분 모두 일을 하셨기 때문에 집에서는 주로 혼자 지냈지요. 친구들이랑 놀지 않을 때는 집에서 책을 많이 읽었어요. 어머니께서 독서가 중요하다고 생각하셔서 책을 많이 사주셨고, 저도 책 읽는 걸 좋아해서 많이 읽었던 것 같아요. 자연스럽게 글재주가 좋아져서 독후감 쓰기 대회에서 상도 받았답니다. 공부를 좋아하지는 않았지만 새로운 걸 배우고, 지식을 얻고 알아가는 걸 좋아했던 것 같아요. 지금 생각해보면 어릴 적 그런 성향이 약사가 되는 데에 영향을 미치고 이후에도 꾸준히 학습하고 배움을 게을리하지 않게 도움이 되었던 것 같아요.

Question 부모님께서 진로에 관여하셨나요?

어린 시절 책도 좋아하고 글을 잘 쓰다 보니 어머니께서는 제가 작가가 되기를 원하셨어요. 작가가 되었어도 행복한 삶을 살았을 것 같지만, 그 당시에는 작가에 대한 생각이 별로 없었어요. 작가뿐 아니라 미래의 진로에 대해 크게 관심이 없었어요. 많은 친구가 그렇겠지만 학생 때는 꿈이 명확하고 구체적이지 않았어요.

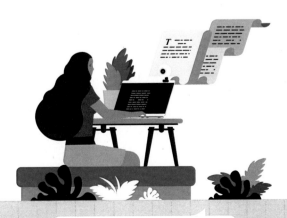

고등학교에서 생물을 가르쳐주셨던 생물 선생님이 제 인생과 진로에 영향을 많이 미친 것 같아요. 보통의 선생님과 달리 교과서 내용만으로 수업하시지 않았어요. 중간중간 다양한 채널을 통해서, 특히 해외 과학잡지를 보여주시며 교과서에서는 배울 수 없었던 신기하고 새롭고 흥미진진한 내용을 알려주시곤 하셨죠. 덕분에 수업이 너무 재미있었고, 생물 과목이 좋아지고 성적도 잘 받았어요. 자연스럽게 선생님과 가까워지고 친해졌는데 그 선생님이 약학에 대해서 알려주시고, 약사라는 직업을 추천해 주셨어요. 아무래도 제 성향이 약사가 되기에 적합하다고 생각하셨던 것 같아요.

약사라는 직업을 추천받은 후에 약학에 대해서 진지하게 고민했던 것 같아요. 주변 친구나 가족이 아플 때도 수술하고, 치료받는 예도 있지만, 대부분 병이 약을 먹기만 해도 치료가 되고 증상이 완화된다는 사실이 신기하고 흥미로워 보였지요. 질병의 원인도 다양하고 인체의 생물학적 생리기전이 매우 복잡할 텐데 내가 복용한 약이 특정 단계에 특정 부위에 작용해서 병이 치료된다니 너무 신기했어요. 약사가 된다면 그런 부분을 배워서 주변 친구들과 가족들뿐만 아니라 아픈 환자에게 도움을 줄 수 있고, 또 새로운 약을 개발해서 사회 보건에 이바지할 수 있겠다는 근사한 생각을 하면서 약대에 진학해야겠다고 결심하게 되었어요.

약대에서의 수강이 어렵지 않았나요?

약대는 졸업에 필요한 이수학점이 많은 편이에요. 약대 아닌 다른 과 친구들보다 여유가 없는 편이고 부지런히 수업을 들어야 해요. 전공과목 중에 초기에 듣는 과목들은 단순 암기 과목이 많아서 지루하고 재미가 없었어요. 그중에서도 생약학 수업은 생소한 약초와 그 약초의 학명을 잔뜩 외워야 했어요. 가장 유명한 약초로 감초를 예를 들면 감초의 학명(Glycyrrhizauralensis), 감초의 생김새, 쓰임새를 통째로 외워야 했는데, 약초의 종류만 해도 수십 가지였어요. 지금 생각해도 졸음이 솔솔 오는 정도예요.

Question 약대에서 가장 좋아했던 과목이 있을까요?

제일 좋아했던 과목은 약물학이었어요. 약물학은 상대적으로 고학년일 때 배우는데 약물이 어떤 기전으로 몸에서 반응을 일으키고, 병을 치료하는지 배우는 과목이에요. 우리가 두통이 있을 때 타이레놀을 먹으면 주성분(아세트아미노펜)이 어떻게 몸에서 작용해서 통증을 줄이고, 열도 떨어뜨리는지 알 수 있었고, 감기에 심하게 걸렸을 때 먹는 항생제가 어떤 식으로 세균을 제거하고, 우리 몸을 지켜내는지에 대해서 배울 수 있었습니다. 그러한 약물들에 대해 하나하나 알게 될 때마다 신기하기도 하고 진짜 약에 대한 전문가가 되어가는 느낌을 받을 수 있어서 뿌듯했지요.

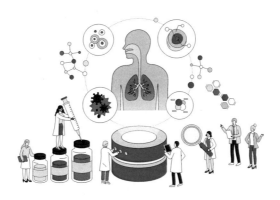

동아리 활동도 열심히 했어요. 후라씨(Hurrah-C)라는 교내 응원단 동아리인데요, 운동 경기 응원뿐만 아니라 학교 축제나 행사에도 참여해서 응원하고, 학생들과 결속력을 다지는 활동도 한답니다. 실제로 저도 신입생 OT 때 응원단의 축하 공연을 보고, 응원하는 멋진 모습에 반해서 가입하게 되었어요. 매일 2시간씩 비 오듯 땀 흘리며 연습하는 게 체력적으로 너무 힘들었지만, 다양한 전공의 친구들을 만나면서 교류할 수 있어서 좋았죠. 멋진 응원복을 입고 농구경기장, 엑스포, 대학 축제 등 여러 무대에서 공연하면서 즐거운 추억을 많이 쌓을 수 있었답니다.

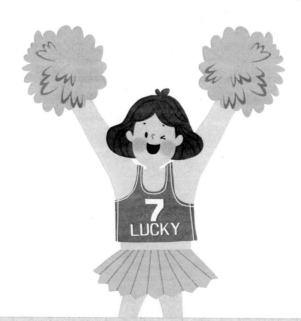

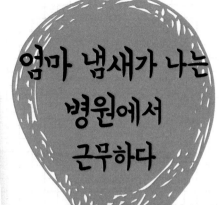

엄마 냄새가 나는
병원에서
근무하다

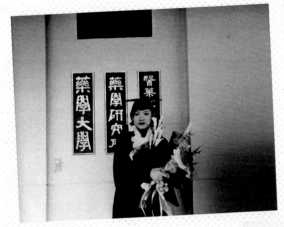

▶ 대학교 졸업식

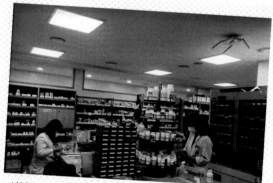

▶ 신입약사로 일하는 모습 1

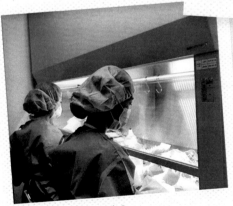

▶ 신입약사로 일하는 모습 2

Question 약국이나 제약회사가 아니라 병원에 입사하신
특별한 이유가 있나요?

어머니가 대학병원에서 간호사로 오래 재직하시고 정년으로 퇴임하셨습니다. 어릴 때부터 어머니를 따라 대학병원에 자주 갔었고 의사, 간호사 선생님들과 스스럼없이 지내다 보니 병원이라는 공간이 어느새 친숙해져 버렸죠. 하얀 가운을 입고 바쁘게 일하는 모습이 어린 마음에도 멋있어 보였나 봅니다. 그래서인지 졸업 후 진로를 결정할 때도 별 고민 없이 병원을 택한 것 같아요. 대학교 전공 중에서도 약물학이나 임상약학 등 실제 환자 치료에 바로 적용할 수 있는 분야를 공부할 때 더 재밌었습니다. 병원의 경우 다양한 질병의 환자 사례를 직접 접할 수 있고, 새로운 약물이 개발되었을 때 제일 먼저 환자에게 적용되는 곳이라 제 관심사와 맞았습니다.

Question 병원에서 신입 약사로서의 경험은 어땠나요?

졸업 후 바로 한양대 구리병원에 입사했고, 약제팀에서 일했어요. 학교에 다니면서 실제 의약품의 성분에 대해 배우는 약물학도 좋아했고, 공부도 많이 해서 약에 대해서 잘 안다고 생각했거든요. 그래서 일하는 데 큰 어려움 없이 쉽게 일할 줄 알았는데 착각이었어요. 당장 굴러다니는 약을 보고 무슨 약인지, 어디에 쓰는 약인지, 어떻게 써야 하는 약인지, 부작용이 무엇인지를 알아야 업무가 진행되는데, 신입 약사가 알고 있을 리가 없지요. 병원에서 나오는 의약품집(병원에 있는 의약품 사전 같은 거예요)이 있는데 처음부터 다시 공부한다는 각오로 달달 외우는 수밖에 없었어요. 약의 이름, 성분, 효능효과, 용법·용량 같은 약에 대한 내용뿐만 아니라 위치, 해당 의약품의 전산 코드까지 파악해야 해서 더 골치가 아팠지요. 병원에서는 수월한 일 처리를 위해서 약품마다 코드를 만들어서 전산으로 관리하고 있거든요. 그래도 이미 약 모양만 보고도 척척 구별하고 정리하는 선배 약사들을 보면서 나도 할 수 있다는 각오를 다지고 힘을 낼 수 있었어요.

병원약국에서의 업무가 일반약국과 차이가 있나요?

병원에서는 의약품 조제 업무 외에도 전산프로그램이나 병원 내 매뉴얼 등 배워야 할 일이 정말 많습니다. 병원은 여러 부서, 여러 직종의 사람들이 함께 협력하여 일하는 곳이에요. 환자에게 올바른 약이 알맞게 투여될 수 있도록 의사, 약사, 간호사 외 많은 직종의 사람들이 의견을 원활히 조율할 수 있도록 부서 간 소통하는 요령이나 방법도 익혀야 해요. 일단 조직이 크고, 같은 부서 내에서도 팀원마다 담당하는 업무가 다 달라요. 전체적인 조직구조를 파악하고 해당 담당자와 직접 소통하면 신속하고 정확한 일 처리가 가능하고 실수도 줄일 수 있답니다.

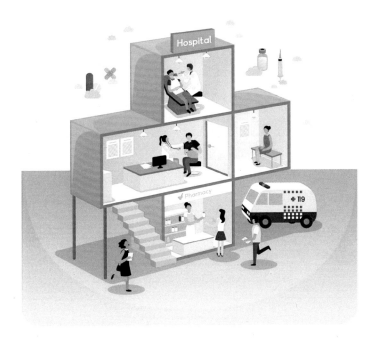

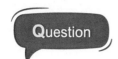
병원약국에서 가장 민감하게 신경 쓰시는 업무가 무엇일까요?

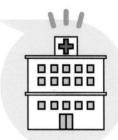

초반에 처방약 조제와 처방 감사 업무를 많이 했어요. 약 조제는 의사가 환자를 진료하고 그에 따라 처방을 내면 그 처방에 해당하는 약을 준비해서 간호사나 환자에게 전달하는 일입니다. 가장 기본적인 일이지요. 처방 감사 업무는 의사가 낸 처방에 오류가 없는지 확인하고 문제가 있는 경우 처방을 수정하는 일이에요. 만약 조제나 감사업무에 실수가 있으면 아무리 작은 실수라 하더라도 환자에게 약이 잘못 투약될 수 있고, 환자에게는 큰 위험이 될 수 있어요. 그래서 조제와 감사 업무 때에는 업무시간 내내 긴장 상태로 일하고 퇴근하면 녹초가 되거나, 온몸에 근육통이 생기곤 합니다. 하지만 잘못된 처방을 걸러내어 환자에게 있을 위험을 미리 예방하거나 환자에게 올바른 복용 방법을 설명하고, 잘못 알고 있는 부분을 고쳐주면서 치료에 큰 도움이 될 때가 있어요. 그러면 그동안의 노력과 힘든 시간이 보상되는 것 같아서 전문직으로서의 자부심을 느끼죠.

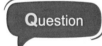 **Question**

현재 하시는 분야와 구체적으로 하시는 업무를 소개해 주시겠어요?

현재 한양대학교 구리병원 약제팀에서 일하고 있고요. 약제 팀장으로 일하고 있어요. 약제팀은 24명의 약사와 7명의 직원이 근무하고 있어요. 병원 약제팀의 가장 기본적인 업무는 조제와 처방검토, 복약상담입니다. 일반적인 경구약(먹는 약), 외용약(바르는 약) 외에도 항암제나 영양 수액제 같은 주사 무균 조제도 하고 있습니다. 항암제 치료를 받는 환자의 경우는 환자마다 약 배합, 용량이 제각각인 경우가 많아요. 중요한 약이기도 하기 때문에 무균실에서 개인 맞춤으로 조제해서 투약되는 경우가 많아요. 영양 수액제의 경우도 마찬가지입니다. 조제 전과 후에 처방 검토를 하여 정확하고 안전한 약물 투여가 되도록 하고 있어요. 항암제나 천식치료제, 항응고제 등을 복용하는 환자의 경우 입원 병동으로 올라가 복약상담을 수행하기도 해요. 환자 본인이 약을 이해하고, 중요한 약임을 인식하고, 투약하는 방법을 숙지하고 있어야 치료 효과도 좋아지고, 혹시 모를 사고에 대비하기 위함이에요. 특히 천식치료제와 같은 흡입기는 처음 사용하는 분들은 익숙하지 않고 다루기 어려워하는 환자가 많기 때문에 약사와 함께 시연하고 직접 연습해보는 시간을 가지기도 하죠.

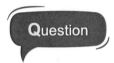

Question 약품 식별 작업과 부작용에 대한 평가가 중요하다고 들었습니다.

기본 업무 외에도 의료진이나 환자에게 약품 정보를 제공하기도 해요. 약에 대한 정보는 약사가 제일 잘 알기 때문이기도 하고, 최근에 개발된 신약에 대한 정보는 더더욱 모를 수밖에 없기 때문입니다. 환자가 현재 복용 중인 약의 모양을 보고 어떤 약인지 판별하는 약품 식별 작업도 하는데, 언제 어떤 약을 먹었는지 정확히 알아야 다음에 복용할 약을 정하고 시간을 맞출 수 있답니다. 약품 투여 후에 부작용이 나타나기도 하는데, 보고 받은 부작용을 평가하고 관리하는 약품부작용 모니터링 업무를 합니다. 약품부작용 사안이 가볍지 않을 경우엔 대책을 마련하기 위해 회의를 하기도 합니다.

신약 개발을 위한 임상시험을 하는 경우 임상시험에 쓰이는 약들도 따로 관리하고 있어요. 신약의 경우에는 예상치 못한 부작용이나 이상 반응이 생길 수 있는데, 그런 부분에 더 예민하게 반응해야 합니다. 또한 약이 보관조건에 따라 얼마나 민감한지 알 수 없기에 보관에 좀 더 신경 써서 관리해야 해요.

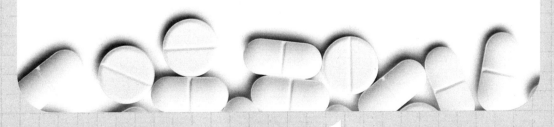

병원에서 약사의 전문적인 역할이 있을까요?

약은 특정 용량 이상부터 약효가 나타나고, 과량 투여로 인해 특정 용량을 넘어서면 부작용이나 독성이 생길 수 있어요. 이렇게 약마다 각각의 치료용량 범위가 다른데, 그 범위가 유독 좁은 약물들이 있어요. 그런 약물들을 따로 관리하고 개인별로 맞춤 용량을 설정해 주고 있어요. 임상약동학 자문, 치료 약물 모니터링이라고도 해요. 이런 작업을 통해 환자의 질병 치료 효과를 극대화하고, 부작용을 최소화할 수 있고, 병원 입원 기간도 줄여서 환자의 경제적 부담도 줄여줄 수 있는 역할을 한답니다. 병원에는 질병이나 사고로 인해 음식 섭취가 어렵거나 영양 상태가 나쁜 환자들도 있어요. 환자마다 필요하고 중요한 영양소가 다르기 때문에 개인별 맞춤으로 처방하고, 수액을 맞추기도 해요. 상태가 좋지 않은 환자들은 그때그때 몸 상태가 다르고, 금방 회복이 되기도 하지만, 갑자기 안 좋아질 수도 있어요. 그래서 환자들의 상태를 수시로 확인하고, 보고하는 업무도 해야 합니다. 병원약사는 이런 다양한 전문적인 임상 지원 업무를 하고 있어요. 의약품 관리도 주요 업무 중 하나입니다. 병원에서 처방되는 모든 의약품의 목록, 구매 입고, 재고, 보관을 관리합니다. 수시로 재고를 파악하며 일을 하는데, 중요 한약, 마약류, 진통제 같은 관리가 필요한 약의 경우에는 특별히 더 철저하게 파악하고 관리하고 있어요.

약제팀장으로서의 고유한 역할이 있으실 텐데요?

약제팀장은 약무행정과 부서관리가 주 업무예요. 예산을 포함한 부서 운영계획을 수립하고, 업무별로 적절하게 부서원을 배치하고 근태를 관리해요. 맡은 직무를 잘 수행하고 있는지 능력을 객관적으로 평가하는 인사평가도 팀장의 업무죠. 인사평가는 매우 민감한 부분이기 때문에 항상 조심스럽고, 한쪽으로 치우치지 않으려고 애를 쓰고 있습니다.

한양대 구리병원은
내 인생의
동반자

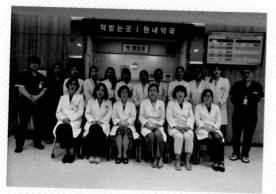

▶ 한양대구리병원 식구들과

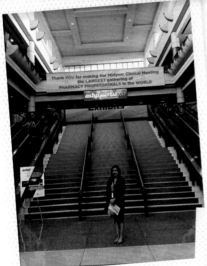

▶ 제약세미나 참여

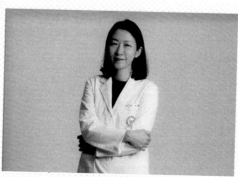

▶ 어느덧 약제팀장이 된 이제인 약사

Question 병원 약사님들의 교육을 관리하면서 힘들지 않으신지요?

병원약사의 경우 법적으로 이수해야 하는 교육도 많고, 전문성을 기르기 위해 1년 내내 많은 교육이 필요하기 때문에 교육 관리도 하고 있어요. 외부에서 실시하는 교육에 모자라는 부분이 있다면 내부적으로도 추가로 교육하고 있어요. 교육자가 있을 때도 있지만, 약사들끼리 맡은 분야를 공부하고 서로 가르쳐줄 수 있는 스터디 형식으로도 교육을 진행하기도 해요. 어린 시절 교육을 받는 입장일 때는 많은 교육에 힘들고 지치고 팀장님들이 원망스러웠지만, 막상 교육을 관리하는 입장이 되어보니 이게 쉬운 일이 아닌 걸 많이 느꼈지요. 병원은 병원의 의료서비스와 환자의 안전수준을 일정 기준에 맞게 유지하기 위해 의료기관평가인증원으로부터 주기적으로 인증평가를 받고 있어요. 인증평가에 대비하여 인증 기준에 도달하도록 준비하고, 평소에 그 기준을 유지하는 것도 주 업무입니다.

Question 병원약사로서의 승진 과정이 궁금합니다.

신규 약사로 입사해서 주임 약사, 임상지원 파트장을 거쳐 팀장이 되었어요. 병원마다 정해진 승진체계가 있고, 근무 연한에 따라 승진 대상자가 돼요. 경력, 인사평가, 근태, 학위, 포상 이력 등 다양한 분야를 인사위원회에서 평가하고, 결과에 따라 파트장, 팀장 직책 순으로 승진하게 됩니다. 신규 약사 때에는 조제 파트에서 기본적인 업무를 많이 했고, 연차가 쌓이면서 약품 정보실과 약무 파트에서 근무하게 됐습니다. 의약품의 정보에 대해 의료진이나 환자에게 정확히 알려줄 수 있어야 해서, 전문적으로 파악하고, 알기 쉽게 교육도 할 수 있어야 했어요. 일반 평약사와 달리 중간관리자가 되면 약제 업무 외에도 보건 정책이나 법령, 병원행정 관련 지식이 필요하답니다.

Question 병원약사로 근무하면서 계속 공부를 해야 하나요?

물론이죠. 신약에 대한 정보뿐만 아니라 부작용 이슈, 약물 상호작용에 대한 최신 내용을 파악하기 위해 관련 교육도 많이 듣고 학회도 참석해야 하죠. 의약품 경제성 평가에 대한 교육도 많이 들었는데, 특정 의약품을 사용해서 환자를 치료할 때, 진료비용, 치료비용, 의약품 비용과 치료하지 않았을 때의 사회적 비용, 또는 다른 의약품을 사용했을 때와 비교를 통하여 가장 경제적인 방법을 찾아 적용하는 걸 공부합니다. 외부 교육만으로는 한계가 있기 때문에 대학원에 진학해서 사회약학 석사과정을 전공했답니다. 병원 근무도 병행하면서 체력적으로 힘든 시기였죠. 하지만 업무와 관련된 학문을 전문적으로 배우면서 재미도 있었고, 배웠던 부분을 적용하면서 묘한 뿌듯함도 있었죠.

Question 한양대 구리병원에만 근무하신 특별한 이유가 있나요?

첫 직장이고 사람들과의 유대관계가 좋았습니다. 집에서 가까운 것도 중요한 이유였습니다. 조제 파트에서 근무하다 슬슬 권태감이 느껴질 때쯤 약무 파트로 옮겼습니다. 약무 파트의 일은 조제와 완전 달라서 새로운 직장에 입사한 기분이었습니다. 몇 년 동안 정신없이 배우다 보니 승진도 하게 되고 약무 파트 업무가 적성에 맞았죠.

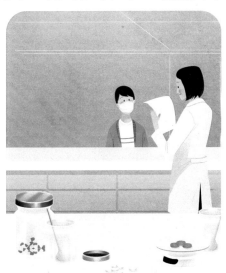

Question **의료기간 인증평가에 관해서 설명해 주시겠어요?**

병원은 4년 주기로 의료기관 인증평가를 받게 됩니다. 의료서비스와 환자 안전수준을 향상하고 유지하기 위함이죠. 병원 입장에선 당연히 좋은 성적으로 평가를 받아야만 하고, 부서나 팀장의 평가요인이 될 수도 있어요. 수많은 항목이 있고, 약사들도 매뉴얼을 숙지하여 돌발질문에 막힘 없이 대답하고, 모든 상황에 유연하게 대처할 수 있어야 해요. 당연히 모든 약사가 훈련되어 있어야 하고, 모의평가를 통해서 미비한 점은 개선해 나가야 합니다. 인증평가를 준비하는 과정이 너무 힘들고 어려워서 평가가 끝나면 퇴직자가 늘어날 정도이니, 얼마나 큰 스트레스인지 아시겠죠?

Question **약제팀장으로 일하시면서 감격스러운 순간이 있으셨나요?**

약제팀장이 된 후 첫 번째로 인증평가를 준비할 때 고생을 많이 했어요. 몇 개월 동안 병원 구석구석을 직접 돌아다니며 약품 관리를 모니터링하고 모의평가 위원으로 활동하며 최선을 다해 준비했는데, 그 결과 약제 관련 모든 기준에서 '상'을 받았어요. 내가 관리하고 아끼는 약제팀이 우수한 성적으로 평가 받고 칭찬받은 것 같아서 너무 기분이 좋고 보람을 느꼈어요. 함께 고생한 팀원들에게도 정말 고마웠죠.

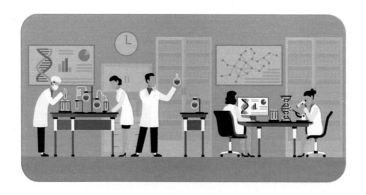

쉬는 날에 주로 무엇을 하며 시간을 보내시나요?

퇴근 후나 쉬는 날에는 주 2~3회 필라테스를 합니다. 스트레칭하며 근육 움직임에 집중하다 보면 업무로 인한 긴장도 완화되고 체력 단련도 됩니다. 업무 중에는 긴장 상태로 일하는 순간이 많아서 자주 근육이 뭉치는데 필라테스 부류의 운동을 꾸준히 하면 회복도 되고, 혈액순환도 잘 되는 것 같아요. 필요한 경우가 아니면 근무 시간 외에는 약과 관련 없는 주제에 관심을 가지려고 해요. 예전에는 주말이나 휴가를 이용해서 국내외 여행을 자주 다녔어요. 요즘에는 야외 활동이 많이 제한되어서 실내에서 하는 활동을 많이 합니다. 최근에는 건강식 요리를 SNS로 배우고 만들어도 보고, 미래학과 관련된 책을 읽고 있어요. 일과 개인 생활을 구분하여 균형을 유지하려고 노력하고 있고, 가족과 충분한 시간을 보내는 것이 진정한 재충전이라고 생각해요.

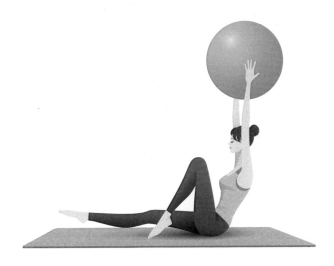

휴가제도는 잘 되어 있나요?

　휴가는 입사하면 연차 15개를 시작으로 매년 늘어나 최대 25개가 됩니다. 병원 약제팀은 원활한 업무를 위해 필수 유지 인력이 있어야 해요. 그래서 같은 날 휴가를 쓸 수 있는 인원이 제한되고, 원하는 날 휴가를 못 쓰는 경우가 생기죠. 입사 동기들끼리 여행을 가려고 해도 갈 수가 없어요. 하지만 휴가를 쓰는데 눈치 주는 사람이 없고, 눈치 볼 필요가 없어서 편하게 사용할 수 있어서 좋아요.

Question ## 향후 계획을 간단히 말씀해 주시겠어요?

　과거와 달리 보건의료 분야도 제도적, 기술적으로 변화하는 속도가 매우 빠릅니다. 한정적인 인력과 재원으로 쉽지는 않지만, 팀장으로 재직하는 동안에는 급변하는 사회에 뒤처지지 않는 조직이 되도록 잘 관리하고 싶습니다.

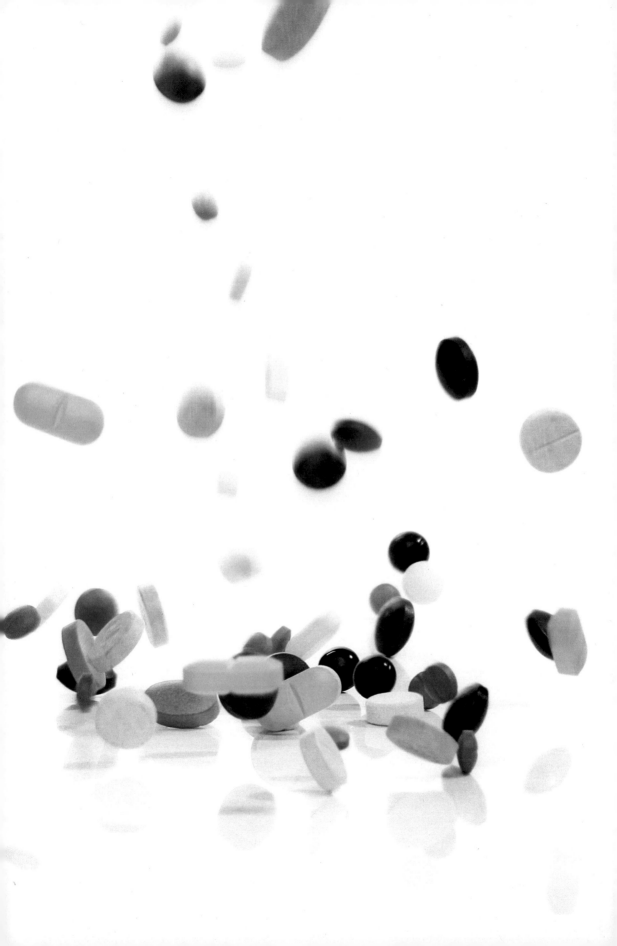

블로그에서는 하는 일에 진심을 담고 싶다는 바람으로 '진심약
사'라는 예명을 사용하고 있다. 글쓰기를 좋아해서 학창 시절엔
헬스경향 신문사에서 인턴기자로 활동하였으며, 이화여자대학
교에서 약학사와 석사학위를 취득했다. 석사학위 3학기 차 SCI
제1저자 논문 두 편이 게재되기도 하였다. 블로그를 통해 자신이
생각하는 부분과 브랜딩에 관한 연구 자료들을 꾸준히 정리해
나가면서 이것들을 엮어 '블로그로 오토약국 만들기'라는 전자
책을 출시하였다. 약국과 약사 개인에 대한 브랜딩에 관심이 생
겨서 약국브랜딩연구소라는 카페도 개설하였다. 2021년 5월에
는 마침내 약국 브랜딩에 관한 총합서 <한 권으로 종결하는 약
국 브랜딩> 책을 출간하게 된다. 함께 사는 세상을 꿈꾸고 나눔
이라는 사회적 가치를 실천하면서 약사 작가의 길을 도전하며
개척해나가고 있다.

- -

약국브랜딩전문가
심현진 약사

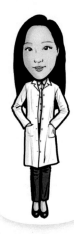

현) 약국브랜딩연구소 개설
- 고려대학교 입학 후 PEET 응시
- 헬스경향 신문사 인턴기자
- 이화여자대학교 약학사, 석사학위 취득
- 개인 블로그 시작
- 전자책 <블로그로 오토약국 만들기> 출간

약사의 스케줄

심현진
약사의
하루

18:00 ~ 21:00
▶ 저녁식사 및 독서
21:00 ~
▶ 귀가 후 개인 업무

07:00 ~ 09:00
▶ 기상 후 독서

17:00 ~ 18:00
▶ 강연 준비 및
기타 약속 진행

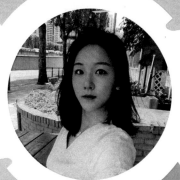

09:00 ~ 10:00
▶ 간단한 식사 후
블로그 및 카페 정비

13:00 ~ 15:00
▶ 점심 및 브랜딩 연구
15:00 ~ 17:00
▶ 약국브랜딩연구소 게시물
업데이트 및 유튜브 준비

10:00 ~ 13:00
▶ 그날의 스케줄
(연사 초청 및 강의 준비 등)

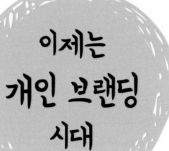

이제는
개인 브랜딩
시대

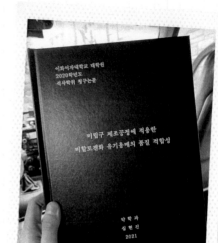

▶ 석사학위 논문

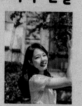

▶ 첫 저서 <블로그로 오토약국 만들기>

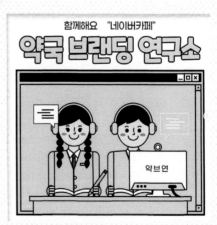

▶ 약국 브랜딩 연구소

Question **처음부러 약에 관련된 블로그를 시작하셨나요?**

　　마지막 20대에 좋아하던 글을 마음껏 써보고 싶어서 개인 블로그를 시작했어요. 처음 시작은 단순히 맛집 다니는 것이 좋아서 시작한 맛집 블로그였습니다. 다녀온 저만의 맛집을 블로그에 하나둘 적어 내려가니 어느새 저는 맛집 블로거가 되어 있더군요. 평소 글쓰기나 저의 경험을 정리해내는 걸 좋아했던 저였기에 블로그가 참 적성에 잘 맞았던 것 같아요. 그러던 와중에 갑자기 닥친 코로나로 졸업 후 미래에 대해 걱정하는 후배들이 너무 많았고, 이에 대한 명쾌한 해답을 제가 제공하고 싶었어요. 이에 대한 고민 끝에 '약국 브랜딩'이라는 개념을 처음 생각해냈습니다. 천편일률적으로 운영되고 있는 많은 약사 블로그를 보면서 이제 약사도 자기 PR과 약국 브랜딩을 통해 성장해야 한다고 널리 알리고 싶었던 게 가장 컸던 것 같아요. 그리고 개인적으로도 기존의 약사 직능의 한계를 넘어 더 넓은 세계로 나가고 싶다는 마음이 자라났고 결론적으로는 지금의 모습에 다다르게 되었네요.

Question **약국브랜딩연구소가 탄생하게 된 배경이 있을 텐데요?**

　　블로그를 시작하게 된 이유와 같은 맥락이에요. 자연스럽게 블로그를 하다가 블로그를 운영하시는 다양한 약사분들을 보고, 약사에게 고객과의 소통이 중요함을 알게 되었죠. 진심으로 사람들과 이야기를 나누고 사소한 것들을 조잘조잘 이야기하고, 이러한 부분이 굉장히 인간적이라고 느꼈어요. 그리고 코로나 시대에 AI에 대체되지 않을 약사의 직능으로 연결될 수 있으리라는 확신도 있었죠. 더불어 약국과 약사 개인에 대한 브랜딩에 관심이 생겼고 자연스럽게 약국브랜딩연구소라는 카페도 개설하게 되었어요.

브랜딩연구소는 약국을 운영하던 기존의 방식에 물음을 던지고, 대체되지 않을 약사 자신만의 커리어를 개발하는 데에 중점을 두고 있는 연구소입니다. 브랜딩은 판을 뒤엎는 구세주라고 생각해요. 새로운 기준을 도입하고 평범한 삶 안에서 새로움을 도출하는 방법은 정말 브랜딩을 통해서 얻을 수 있다고 봐요. 대부분 사람이 브랜딩이라는 단어를 보면 어렵고 대단한 것이라는 느낌을 받는 것 같아요. 그 때문에 언젠가 전문가가 되면, 좀 더 성공하면 도전해보아야겠다는 생각을 많이 하는 것 같고요 하지만 이런 생각을 하는 순간 문턱은 높아져요. 성공한 사람과 평범한 사람의 차이는 알고 있는 것을 실행하느냐, 아니면 가만히 있느냐의 차이인 것 같아요. 여러분은 빠른 판단력과 실행력을 무기로 성공하는 사람의 길로 들어서기를 바랍니다.

Question 개인을 브랜드화한다는 것이 어떤 의미인가요?

블로그를 통해 나를 홍보하는 방법도 남을 홍보하는 방법도 있었어요. 내가 먹은 밥, 사용한 물건들은 아무리 정성껏 글을 적어도 결국은 상대를 알리는 수단이었지요. 내용이 문제가 아니었어요. 예를 들어 사람들이 '이영자'라는 탤런트의 브랜드를 신뢰하기 때문에 '이영자가 추천하는 맛집'을 방문하는 것처럼요. 같은 내용도 내가 '브랜드'가 되는 게 중요하다는 생각이 들었어요. 브랜드란 나만의 콘텐츠를 갖고 남과 다른 차별점을 구축하는 것을 의미해요. 상대방이 나의 블로그를 통해서만 얻을 수 있는 어떤 차별점이 필요했고 브랜딩에 관해 연구해볼 수 있는 직접적인 계기가 되었어요.

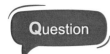
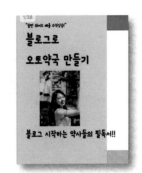

처음 시작부터 책을 만들 계획은 없었어요. 다만 블로그를 통해 제가 생각하는 부분과 브랜딩에 관한 저의 공부들을 꾸준히 적어나갔던 것이 도움이 되었던 것 같아요. 날이 지나가면서 이것들을 엮어 간단한 전자책으로 만들어 보면 어떨까? 하고 시작했던 것이 생각보다 많은 약사분의 사랑을 받게 되면서 실제 전자책으로 나오게 되었어요. 100부 이상이 팔렸으니 첫 시도치고는 굉장히 좋은 성과를 거둔 셈이죠. 또한 제가 속한 약사 모임에 무료로 전자책을 제공했었는데요, 50건의 후기를 받으면서 돈으로 살 수 없는 뿌듯함과 감사함을 함께 느꼈어요. 후기가 쌓인 상태에서 전자책이 데일리팜 기사에 살짝 소개되었고 이런 경험들이 콘텐츠 제작을 꾸준히 하게 된 원동력이 되었던 것 같습니다. 강연을 통해 다양한 약사분들도 만나면서 그분들의 고민도 제가 함께하게 되고, 그에 대한 답을 제공해드리려고 많이 노력했고요. 그 과정에서 저는 한층 성숙해질 수 있었네요.

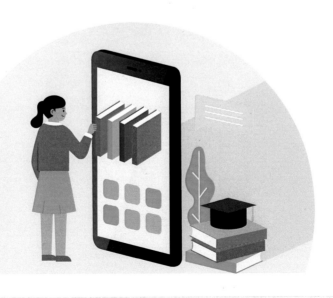

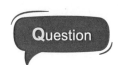

브랜딩 공부를 하시다가 감명 깊게 읽은 책이나 이야기가 있다면 알려주세요

요즘처럼 공부하기 좋은 호시절은 없다고 생각해요. 그만큼 다양한 경로, 미디어를 통해 여러 정보를 접할 수 있기 좋아졌어요. 저 역시 유튜브나 다양한 브랜더들의 블로그 콘텐츠를 보면서 독학했어요. 특히 도움이 되었던 것은 책이었고요. <백종원의 장사이야기>라는 책에서는 다음과 같은 일화가 나옵니다. 백종원의 제자가 칼국숫집을 차리려고 전국 곳곳을 돌아다니는데요. 각각의 지점들에서의 성공비결을 수집하여 이 모든 장점을 하나로 만든 가게를 오픈합니다. 그리고 그는 어떻게 되었을까요? 이내 망하고 말았다는 이야기입니다. 여기서 알 수 있는 것은 여러 장점을 합치면 결국 어떤 것도 나의 장점이 될 수 없다는 것입니다. 보통 다양한 것들을 다루면 다양한 분야가 모두 나의 것이 되리라고 착각하는 경우가 많지요. 브랜딩 공부에서도 이 부분이 굉장히 중요하다는 생각이 들었어요. 약사의 직능을 확대하겠다며 한 사람이 화장품, 한약, 일반의약품까지 모두 자신의 브랜드로 성장시킨다면 어떻게 될까요? 분명 하나의 분야도 제대로 섭렵하지 못할 것이 분명합니다. 성공적인 브랜드를 위해서는 하나의 특징을 분명히 독파하고 개념을 확보하는 것이 중요하다는 것이지요.

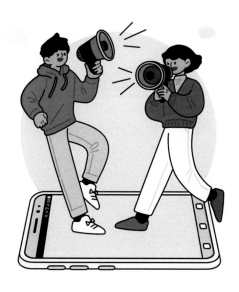

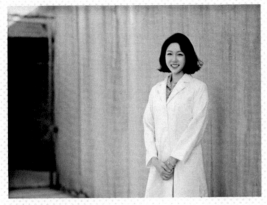

▶ 처음으로 찍어본 프로필 사진

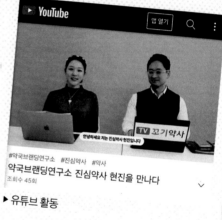

#약국브랜딩연구소 #진심약사 #약사
약국브랜딩연구소 진심약사 현진을 만나다
조회수 45회

▶ 유튜브 활동

모두를
만족시킬 수는
없다

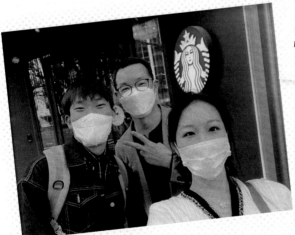

▶ 브랜딩연구소를 통한 인연들

Question **브랜드를 확보하는 과정을 설명해 주시겠어요?**

브랜드를 확보하는 데에 있어서 제일 중요한 것은 실행입니다. 실행에 옮기기까지는 단계가 있고요. 맨 처음 저는 되고자 하는 목표를 확실히 합니다. 그리고 목표의 연장선에서 이룰 수 있는 부차적인 목표를 설정한 후 그에 도달하려는 방법들을 하나씩 구체화해보는 거죠. 그리고 그 방법에 대한 기한을 설정해서 스케줄러에 작성한 다음, 우선순위에 있는 것부터 실행합니다. 실행 도중 어떤 아이디어가 떠오르면 꼭 개인 카카오톡이나 다이어리에 기록해서 잊지 않도록 하고요. 이렇게 하다 보면 금세 성장해있는 자신을 발견하시게 될 거예요.

Question **브랜드를 확보하여 성공한다는 것이 간단한 일은 아닐 텐데요?**

물론이죠. 브랜딩하고 성공을 하는 것은 모두의 로망이죠. 간단해 보이면서도 때론 뜻대로 진행이 되지 않아 답답하기도 하죠. 나에게 맞는 브랜드를 찾는다는 것은 어찌 보면 확률 싸움인데요. 지금까지 빠른 성장을 하지 못했다고 초조해할 필요는 전혀 없는 것 같아요. 예상치 못하게 시도한 콘셉트의 브랜드가 나와 정확히 맞아떨어진다면 정말 기하급수적으로 성공할 수도 있기 때문이에요. 피할 수 없다면 즐기라는 말도 있죠? 시도할 엄두가 나지 않는 아이디어라도 과감하게 시도해보는 것도 좋은 것 같아요. 지금까지 해보지 않은 새로운 접근을 하다 보면 새로운 길이 열리곤 하거든요. 그 과정에서 무수히 많은 세상의 브랜드 역사를 살펴보는 것도 도움이 되리라 믿습니다. 잘 정립된 브랜드는 축적성이 있어서 그 인상이 강력해지고 점점 더 많은 고객을 끌어들일 수 있지만, 한 번 정해진 브랜드가 일관성을 잃게 되면 브랜드 가치에 악영향을 미치기도 합니다. 마치 상냥하고 친절한 이미지의 연예인이 갑자기 학교폭력 가해자였다는 사실이 밝혀졌을 때 사람들이 더욱 실망하는 것과 같은 이치랄까요?

일단, 모두를 만족시키는 글은 없다는 사실을 받아들이는 거예요. 사실 글쓰기는 허들이 가장 낮은 분야잖아요. 가장 쉽게 누구나 도전할 수 있어요. 글을 쓰는 데에는 돈이 들지 않아요. 글은 잘못 적어도 언제나 수정할 수도 있지요. 저는 글을 쓸 때 많은 고려를 하기보다는 제 안의 이야기를 하는 것에 집중해요. 그럴 때면 어느 순간 내 생각에 공감하지 않는 사람이 생긴다면 어쩌나 하는 불안감이 급습한 적도 있고요. 제가 하는 이야기에 공감하지 않는 사람들을 염두에 두다 보면 어떤 글도 써 내려갈 수 없을 때가 많았어요. 이제는 상대를 100% 다 만족시킬 수 없다는 사실을 겸허하게 받아들이고 글을 써요. 저의 글은 저를 나타내는 브랜드이기도 해요. 제 색채가 강하면 강할수록 저를 좋아하는 사람도, 싫어하는 사람도 생기겠죠. 모두를 만족시키는 글을 쓰기보다는 나만의 독특한 색채로 밀고 나가기로 했어요. 그리고 그게 브랜드로서 성장할 수 있는 글쓰기를 가능하게 해준다고 생각합니다.

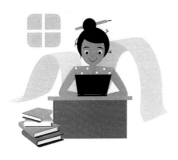

Question 일하면서 슬럼프에서 어떻게 벗어나시나요?

슬럼프는 저에게는 '새로운 기회'예요. 슬럼프에 빠졌을 때 도전한 새로운 일이 성공한다면 슬기롭게 슬럼프에서 나올 수도 있더라고요. 만약 새로운 일에 도전했는데 잘 풀리지 않는다면 슬럼프 때문에 최선을 다할 수 없었다며 슬럼프 탓을 할 수도 있겠더라고요. 슬럼프를 디딤돌로 활용하는 것이죠. 이것은 슬럼프가 주는 또 하나의 수확인 것 같아요.

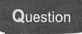 **Question** 블로그 운영은 어떻게 하면 좋을까요?

　제가 블로그를 시작할 당시에 대부분의 약사 블로그는 약에 대한 정보나 건강정보를 다루고 있었어요. 브랜딩을 생각한다면 꼭 약일 필요는 없었지요. 약사라는 직업은 기본 틀로 두더라도, 확장적으로 생각해야 한다고 보았어요. 제가 생각한 약사 블로그의 방향성은 크게 4가지로 나눌 수 있는데요. 첫째는 라이프 코칭, 둘째는 콘텐츠 접목, 세 번째는 스토리텔링, 네 번째는 취미생활입니다.

Question 블로그의 방향성 중에서 취미생활에 관하여 구체적인 사례 부탁드립니다.

　예를 들어 주식에 관심이 많은 약사는 주식에 대한 정보를 함께 공유할 수 있고 공부 방법에 대한 노하우가 있는 약사라면 공부 방법, 예를 들어 암기 방법이라든지 이런 것들을 함께 공유할 수 있겠죠? 그리고 관심 있게 읽은 도서나 영화에 관한 이야기도 좋을 것 같네요. 저 같은 경우에도 맛집 탐방 이야기를 블로그에 작성해서 많은 분이 초창기에 블로그 유입을 맛집 정보를 얻기 위해 해주셨어요. 저는 약사 블로그를 운영한다면 다양한 약에 관한 이야기를 넣는 것보다 테마를 정해 먼저 한 테마의 글을 꾸준히 작성한 뒤 다음 테마로 넘어가시는 것을 추천합니다. 다양한 분야를 다룬다면 문체의 통일감을 유지하는 게 전체적인 분위기를 형성하는 데에 도움이 될 거예요. 간혹 하고 싶은 것을 다 다루려다가는 어떤 특색도 나타낼 수 없는 공작새가 되어버리는 경우가 생겨요. 깊이 생각해보면, 한 분야의 전문가가 된다는 것은 해당 분야 외의 것은 양보한다는 의미이기도 하니까요.

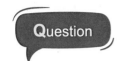 **Question** 카페나 블로그를 운영하는 데에 도움이 되는
이야기를 해주신다면요?

    인스타그램 같은 별도의 채널을 통해 많은 홍보를 누릴 수 있는 시대입니다. 이러한 채널들을 잘 이용한다면 큰 광고비 없이도 본인의 플랫폼을 널리 알릴 수 있어요. 또한, 요즘은 디자인 프로그램 툴을 잘 다루지 못해도 미리캔버스와 같은 서비스를 이용해서 누구나 손쉽게 콘텐츠를 가공하고 제작할 수 있지요. 저 역시도 책 등에서 사람들이 관심 있을 건강정보와 마케팅 정보를 찾아 미리캔버스로 작업했어요. 또한 인스타그램 알고리즘에 저의 계정이 약사, 약국관련 계정이라는 것을 인지시키기 위해 약사 관련 해시태그가 달린 게시물에 '좋아요'를 눌렀고요. 그렇게 약사분들에게 서서히 저와 약국브랜딩연구소를 알릴 수 있는 기회가 마련되었던 것 같아요.

Question 동영상 콘텐츠로 제작하는 영상 강연도
준비 중이시라고요?

    현재 유튜브 '진심의 최면브랜딩'이라는 채널도 운영 중으로 다양한 영상 콘텐츠들을 준비하여 소개해드리고 있는데요. 코로나로 시작된 언택트 시대에 비대면으로 소통할 수 있는 영상 콘텐츠들이 더욱 중요해진 것 같다고 생각해요. 실제 대면 강의도 많이 진행하지만, 약국 브랜딩에 관한 기초적인 틀이 다져진 지금 기본 강의 영상이 있으면 더 많은 분과 함께 지식을 나누고 소통하기에 좋을 것 같다고 생각했어요.

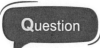 **Question** ## 호스트워커 약사란 어떤 약사인가요?

우선 호스트워커라는 개념에 대해 이야기하자면, 호스트워커란 자기 삶의 주인이 되는 사람으로서 하루하루를 의미 있고 생산적으로 살아가는 사람을 의미해요. 호스트워커 약사는 삶의 주인으로서 살아가는 약사를 의미하며, 주변 상황에 흔들리지 않죠. 필요하다면 조직에 소속되어서, 어떤 경우에는 혼자서도 자신만의 삶을 살아가는 것을 뜻해요.

Question ## 약사의 개별 브랜딩이 꼭 필요한 이유는 무엇인가요?

미래학자 다니엘 핑크는 자신의 저서 <새로운 미래가 온다>에서 다가오는 미래의 핵심 능력으로 '디자인'을 손꼽았어요. 약국의 디자인은 몇 년간 큰 변화가 있지 않았어요. 알리는 방법도 대부분은 약국 창문에 커다란 빨간 글씨로 '약'이라는 글자가 붙어 있을 뿐이죠. 고객은 매력적인 디자인에 끌린다고 합니다. 피츠버그 몬테피오르 병원의 연구에 따르면 낙후된 병동에 비해 현대적이고 감각적인 디자인을 가진 병동에서 치료받은 환자들의 진통제 사용량이 적었다고 해요. 이는 공간적이거나 디자인적인 요소가 환자들의 건강에 직접적으로 영향을 미친다는 것을 의미하는 사례겠죠. 약국이 더욱 나은 보건의료에 기여하기 위해서는 감각적인 디자인, 즉 브랜딩의 요소가 학습될 필요가 분명히 있다고 봅니다.

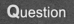

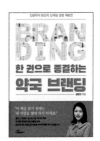

건강상담서는 저의 저서 <한 권으로 종결하는 약국브랜딩>의 부록으로 들어있는 부분입니다. 대부분 고객이 약국에 오시면 단순히 어디가 불편하고 아프다 등의 증상만 간단하게 말로 하시는 경우가 많죠. 일상에서 간과하신 사소한 증상과 불편을 직접 적어 내려가시면서 약국 상담을 통해 이루고 싶은 목표를 기재하실 수 있게 합니다. 그리고 약사는 그런 정보를 바탕으로 고객에게 맞춤형 복약지도를 작성해 드릴 수 있고요. 이렇게 된다면 단순히 대화로만 진행되었던 복약지도나 약국 서비스가 좀 더 체계화되고 시각화됩니다. 고객도 '내가 받은 서비스가 이러한 서비스이구나'를 인식하시는 데 도움이 될 거라 생각을 했습니다.

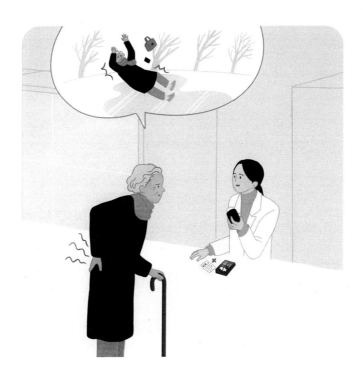

모두가 승자가 될 날을 꿈꾸며

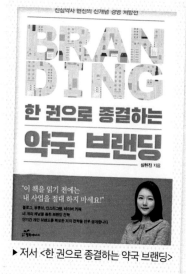

▶ 저서 <한 권으로 종결하는 약국 브랜딩>

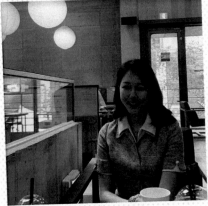

▶ 나눔의 가치를 실천하는 심현진 약사

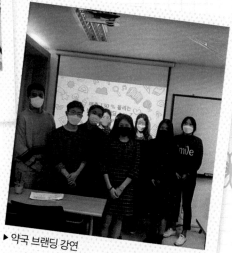

▶ 약국 브랜딩 강연

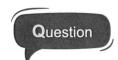

Question 약국을 방문해주시는 고객들과 좋은 관계를 형성하는 방법이 있을까요?

고객들의 공감과 설득을 얻어낼 수 있는 말하기를 연습하는 것이 좋다고 생각합니다. 상대를 고려하지 않고 말을 한다면 어떤 일이 벌어질까요? 갑자기 어려운 용어를 접한 고객은 그저 끄덕거리다가 외면하거나 회피하지 않을까요? 나의 지식을 뽐내겠다는 욕심으로 쉬운 말조차 어렵게 할 필요는 없는 것 같아요. 진정한 고수는 상대를 배려하는 언어 감각을 갖춘 사람이라고 생각해요. 복약지도를 할 때에도 약사 본인의 경험을 담아 진솔한 언어로 소통하거나 환자의 눈높이에 맞추어 설명한다면 고객들과 더욱 신뢰받는 관계를 구축하는 데에 도움이 되리라 생각해요.

Question 글쓰기에 관한 노하우를 공유해주실 수 있나요?

저는 글을 쓸 때 상대적으로 시간이 오래 걸리지 않는 편이에요. 그 노하우를 공개하자면 글을 쓸 때 스스로와 대화를 하면서 적기 때문인 것 같아요. 제가 생각하는 좋은 글이란 독자가 계속해서 다음 문장이 궁금해지게 하는 글이라고 생각했어요. 저는 글을 적으면서 저에게 궁금한 점을 지속해서 질문하고 그에 대한 답변을 적어 내려갑니다. 그 답변으로 인해서 또다시 궁금한 점을 스스로 질문한 뒤 답변을 적고요. 이런 식으로 글을 쓰면 이른 시간 안에 끝까지 읽게 되는 글을 작성할 수 있는 것 같아요.

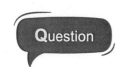

Question 현재 실천하고 있는 나눔이 있다면
알려주실 수 있을까요?

　한 개인이나 단체, 기업이 성공하기 위해서나 브랜드 확보를 위해서는 베푸는 과정이 필수적이라고 생각했어요. 종종 약국브랜딩연구소에서 아이디어를 얻어가는 분들의 성공을 독려하는 이유도 그런 이유에서예요. 많은 회원이 개인 브랜드를 확립하는 것이 우리 카페의 사명이기 때문입니다. 나눔에 대한 실천으로 우리 카페는 매달 마지막 주 일요일 오후 8시에 '월간리딩팜' 이라는 세미나를 열고 있어요. 연사를 초청하여 브랜드를 더욱 알리고, 회원들은 브랜드에 대한 노하우를 알아갈 수 있게 하고 있습니다. 첫 월간리딩팜에는 까망약사로 활동 중이신 정상원 약사와 메디버디 대표 안준규님이 참여하셨고, 성공적인 반응을 얻었답니다. 또한 약국브랜딩연구소는 회원님들과 독서 모임을 진행하며 책을 읽고 글을 쓰고 있는데요. 회원 대부분이 개인 블로그를 운영하거나 운영 계획이 있으신 분들이에요. 저희는 그분들을 대상으로 블로그 운영 방법에 대한 강연도 진행하고 있습니다. 저는 약국브랜딩연구소가 개인 브랜드를 구축하고 성장해 나가는 회원들의 상생하는 공간이기를 소망해요.

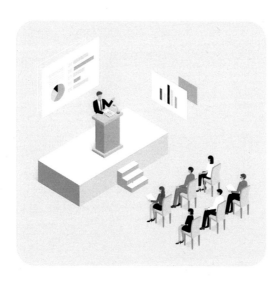

Question 롤모델이 궁금해요

저의 롤모델은 한국제약바이오협회 회장이자 희망나눔협의회 상임대표이신 원희목 선생님이십니다. 삶에서 가장 영향을 받은 분이기도 하고요. 제가 약국브랜딩 관련하여 글을 쓰고 이렇게 결과적으로 책을 쓰는 데에 많은 응원과 애정을 주신 분입니다. 원희목 회장님은 언제나 다른 이들의 말을 경청하시고 지속적인 도전을 하시는데, 이러한 모습이 저에게 무척 감명 깊었습니다. 약사이자 대표, 국회의원으로서 다양한 삶의 현장에서 도전하시는 부분은 제가 꿈꾸는 삶의 모습이기도 하거든요. 저도 원희목 회장님처럼 남을 이끄는 사람이 되어야지 하고 항상 생각한답니다. 개인적으로 에너지가 넘치는 사람이 되고 싶은데 회장님을 보면서 삶의 자세를 되새깁니다.

Question 영향을 받은 책이나 영화가 있다면 소개 부탁합니다.

원희목 회장님의 <나는 매일 새로 태어난다>를 추천합니다. <나는 매일 새로 태어난다>는 대한약사회장 출신으로 18대 국회 비례대표로 입성한 회장님의 자서전입니다. 제목에서 느끼시겠지만 계속해서 자신을 발전시키겠다는 의미를 담고 있는 책인데요. 책 내용 중에서 저를 감동시켰던 부분은 3번의 죽음의 위협을 넘긴 극적인 투병기입니다. 삶의 등불이 꺼져가는 순간에서도 마음을 굳게 하여 결국에는 생의 의지를 보여주는 원희목 회장님의 모습에서 깊은 숭고함을 느꼈습니다.

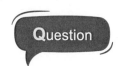
약대생 혹은 약대 준비 학생들에게
해주실 조언이 있다면요?

　제가 약대생 혹은 준비 학생들에게 건네줄 수 있는 가장 큰 조언은, 현실에 대한 도피처로 막연하게 대외활동만 해선 취업에 전혀 도움이 되지 않는다는 점이에요. 저는 방학 때마다 대외활동을 했었고 실험실 인턴 생활도 했었어요. 그중 기억에 가장 남는 것은 10일 동안 약국 100곳을 방문해서 제품을 설명하고 약국에 설문지를 배포하는 것이었어요. 해당 활동은 여름에 진행되어야 했지만, 갑자기 발병한 메르스 탓에 겨울에 진행될 수밖에 없었죠. 추운 겨울에 의욕적으로 활동한 저는 귀에 동창을 얻었습니다. 그리고 그 후 2년간 겨울에 귀의 가려움증 때문에 너무나 고생했고요. 그렇게 고생해서 얻은 인증서인데 정작 그 인증서를 활용한 적은 아직 없네요. 이 이야기의 교훈은 막연한 대외활동만 해서는 활용을 하기 어렵다는 사실입니다. 약국을 돌면서 나만의 이야기, 내가 작성한 대본, 계획, 지도 등을 제가 콘텐츠화했다면 어땠을까? 하는 생각이 들어요. 제가 앞서 말씀드렸듯이 항상 내가 하는 한 걸음 한 걸음을 어떻게 보여주고 소개할 것인가에 관한 고민도 해보시기를 바랍니다.

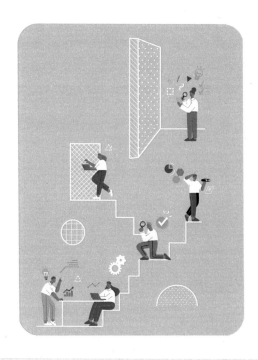

자신의 삶을 이끌어가는 철학이 있으신가요?

공간 중앙에 다섯 개의 의자가 있습니다. 그리고 그 옆에는 다수의 사람이 서 있습니다. 다섯 명보다 훨씬 많은 사람이 말이지요. 그때 어디선가 호루라기 소리가 들려오고, 그 순간 사람들은 재빨리 자리에 앉으려고 합니다. 그리고 음악 소리가 멈추고 자리에 앉은 사람과 그렇지 못한 사람으로 나뉩니다. 이것은 바로 '의자 뺏기 게임'입니다. 학창 시절에 그 게임을 할 때마다 제가 느낀 것이 있어요. 승리자만이 자리에 앉는 것이 아니라 모두가 다 앉을 수 있지는 않을까? 저는 평화로운 세상을 꿈꾸었습니다. 이런 세상이 저만의 공상이 아니라 다가오고 있다고 믿어요. 남들에게 더 베푸는 사람, 도움을 주는 사람, 내가 사회에 어떠한 가치를 전달할 수 있을지 고민하는 사람들이 승리하는 그런 미래가 올 거라고요. 나만 잘살면 된다는 사고를 버리고 제 주변 사람들의 아픔에 공감하며 해결책을 제시하고 싶었습니다. 그리고 그런 마음으로 컴퓨터 앞에 앉아 글을 썼고요. 그리고 많은 분이 저의 생각에 공감해주시며 함께 해주셨다고 믿습니다. 함께 상생하는 사회를 만들어가는 것. 그것이 저의 목표입니다. 사랑도 지식도 나누어야 더 커진다는 작은 원리. 그 원리를 바탕으로 세상에 따스함을 전하는 사람이 되고 싶습니다.

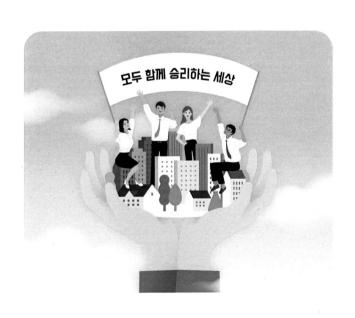

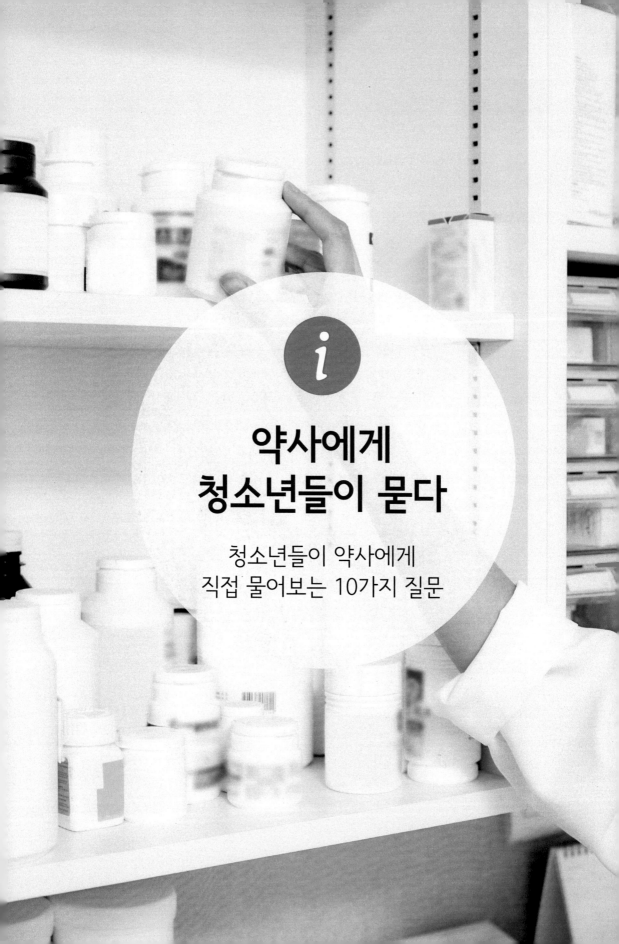

약사에게
청소년들이 묻다

청소년들이 약사에게
직접 물어보는 10가지 질문

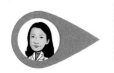

약사라는 직업이 단조롭고 따분하지 않나요?

약사는 본인이 목표를 정하고 노력하기에 따라서 할 수 있는 분야가 다양한 직업이에요. 또한, 공부하고 습득한 지식을 활용해서 개인의 건강이나 사회적 보건 향상에 기여할 수 있다는 면에서 매우 보람된 직업이에요. 병원에서도 약사가 약물치료에 적극적으로 개입하고, 관련 지식을 의료진에게 제공했을 때 치료효과가 커진다는 결과는 과학적으로도 입증되고 있습니다. 일반인들이 '약사' 하면 떠올리는 조제 업무도 중요하지만, 제약이나 보건행정, 병원임상약제업무 등 새로운 분야에서 전문 지식을 활용하고 가치를 창출할 때 개인적으로, 사회적으로도 의미가 있다고 생각해요. 미래를 책임질 청소년들이 다양한 분야에 관심을 가지고 전문성을 키워서 훌륭한 약사가 되고, 각자의 위치에서 가장 빛나는 사람이 되기를 희망합니다.

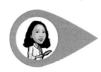

약사의 연봉에 대해 알 수 있을까요?

약사는 연봉인상 개념이 없어요. 근무 약사는 예전이나 지금이나 급여가 비슷한 것 같아요. 약국마다 다르고, 지역마다 상이합니다. 서울과 경기 지역에는 약사 공급이 많은 편이라 상대적으로 적게 받아요. 근무 초기에는 급여가 많은 편이라 만족스러웠어요. 그런데 대기업 친구들 5년 차 정도에 비슷해지고 그 이후에는 친구들이 더 많이 버는 것 같아요. 10년 전에 받던 월급이 지금보다 더 많다면 이해가 더 쉬울 것 같기도 하네요. 절대적인 급여 수준은 만족하는 편이에요. 제가 생활하고 취미를 즐기는 데에는 전혀 문제가 없어요. 약국을 운영하면 급여수준이 달라지겠지만, 약국마다 천차만별이라 그 부분도 쉽게 말할 수 없는 것 같네요. 헬스케어 서비스를 제공하는 차원에서 보면, 약사 역할을 제대로 수행할 수 있는 건 근무 약사가 맞는 것 같아요. 약국을 운영하게 되면 사업적인 측면을 고려해야 하는데, 그럴 경우 온전히 약사 업무에만 집중할 수 있을지도 생각해볼 문제네요.

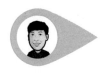

진로에 대한 갈등과 두려움이 많습니다. 어떻게 하면 좋을까요?

저는 '직업에는 귀천이 없다, 그리고 자신이 보람을 느끼는 일을 한다면 그것이 가장 좋은 직업이다' 라는 생각을 가지며 살아왔습니다. 저는 군대를 장교로 복무하면서 직업군인으로 군 생활을 계속할 지 아니면 다른 직업을 찾아볼지 항상 고민을 해왔습니다. 2년 넘는 의무 복무기간이 마무리될 즈음에 '나는 무엇을 하면 가장 보람을 느낄 수 있을까'라는 고민을 많이 했어요. 이때 한 분의 약사 선생님을 만나게 되었습니다. 휴가 때 집 근처 동네 약국에서 약사 선생님이 할머니의 두 손을 꼭 잡으며 마치 친엄마를 대하듯이 따뜻하게 복약지도를 하고 계셨죠. '저런 약사 선생님이 있다면 마음까지도 나을 수 있겠구나. 저 약사 선생님은 얼마나 큰 보람을 느낄까'라는 생각에 그 약사 선생님이 너무나 부럽고 존경스러웠습니다. 그 이후에도 비슷한 경험을 했는데 개인 일을 보러 동네 복지회관에 들른 적이 있 었습니다. 마침 주민들을 대상으로 하는 교육이 있어 저도 궁금해서 참석했는데, 약사 선생님이 어르 신들을 대상으로 올바른 약 복용법에 대해 강연과 상담을 진행하고 있었습니다. 자신이 가진 전문지 식으로 누군가에게 도움이 되고자 '재능기부'하는 모습이 너무나 아름다웠습니다. 이러한 약사 선생님 들의 모습에 반해서 대학을 이미 졸업했지만, 다시 한번 더 약사가 되기 위해 도전을 시작하여 지금 원 하는 일을 하고 있답니다. 혹시 과거의 저처럼 뒤늦게 새로운 꿈이 생겼거나 목표를 위해 도전하는 분 들이 있다면 자신에 대한 믿음만큼 이루어진다는 말을 꼭 전해드리고 싶어요. 도전하는 그 순간순간 은 매분 매초가 고되겠지만, 원하는 바를 성취하고 꿈꾸던 일을 하게 될 날을 상상하시며 나아가시길!

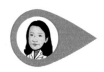

약사에게도 학벌이 중요한가요?

약사는 면허가 있는 전문직이므로 학력은 기본으로 있어야 해요. 병원약사가 되기 위해서 학벌은 중 요하지 않아요. 하지만 병원약사로서 취직을 하면 병원 업무에 필요한 공부를 부지런히 해야 하고, 연 차가 쌓이면서 임상업무, 약무업무 등을 담당하면서 대학원 공부를 추가로 해야 할지도 모르겠네요.

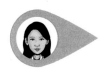

역학조사관은 무슨 일을 하나요?

코로나로 인해 요즘 질병관리청(질병관리본부에서 승격됨)에서 일하는 사람들이 중앙역학조사관이에요. 감염병의 발생 감시와 초기에 신속한 역학조사 수행을 통해 감염경로 등을 파악하여 감염병의 예방 및 확산 방지를 위해서 업무를 하는 분들이라고 생각하시면 됩니다. 한국의약품안전관리원의 약물역학조사관은 의약품에 대한 역학*을 조사합니다. 약사법 제68조의12에 근거해 질병·장애·사망 등 중대한 약물이상반응이 나타난 약화사고가 발생한 경우, 특정지역 또는 특정시기에 유해사례가 다수 발생한 경우, 의약품 부작용 피해구제 신청이 있는 경우 등 필요 시 의약품과 부작용의 인과관계를 조사, 규명하는 역할을 합니다.

*역학: 전염병의 예방이나 제압의 방법을 구하려고 하는 의학의 한 분과

콘텐츠를 접목한 블로그 글쓰기는 어떤 식으로 운영되나요?

'노인전문약사'라는 브랜드를 갖는다고 가정해볼게요. 그렇다면 너무 많은 건강 콘텐츠를 방대하게 다루기보다는 블로그에 노인성 질환에 대한 포스팅만을 중점적으로 다루는 거예요. 노인성 질환을 설명하는 글을 적고, 추천하는 음식, 추천하는 운동법 등 타깃을 좁게 잡는 거예요.

시간이 흐르면서 해당 분야에 대해 더 공부해야 할 때가 올 거고 그것에 대해 탐색하고 정리하며 그 부분에 대한 지식은 더 쌓일 것입니다. 관련 고객이 약국에 방문한다면 고객을 상담한 일화를 적어 내려가도 좋겠지요. 저는 감히 이 방법이 병원에 들어가서 전문약사 인증을 받는 것보다 더 빨리 인정받고 성장할 수 있는 길이라고 생각해요. 간혹 어떤 사람들은 한 분야의 마스터가 되면 어떤 의미에서는 직능이 좁아지는 것이 아닐까 고민하더라고요. 하지만 전문성이라는 것이 한 길 우물을 파고 나면 다른 분야의 우물을 새로 파는 것을 수월하게 만드는 거로 생각해요.

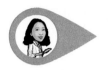

최근에 읽은 책 중에 청소년들에게 추천해줄 만한
책이 있을까요?

　최근에 읽은 책은 "모든 것은 빛난다" 라는 책이에요. 철학 서적이랍니다. 성경과 각종 고전을 해석하면서 삶과 철학에 대한 이야기를 담고 있어요. 원래 철학에 관심이 없었어요. 하지만 약사라는 직업을 떠나서 사람을 만나고 결혼을 하고 가정을 이루고 출산을 하고 이런 삶의 여러 가지 선택들을 무엇에 근거해서 결정해야 하나 생각하다 우연히 철학을 접하게 되었어요. 저는 개인적으로 인문학보다는 이공계와 가까운 사람인데, 이공계 사람들은 물질만능주의나 과학만능주의에 빠지기 쉬운 것 같다고 생각해요. 아무래도 논리적으로 설명이 가능하면서 실존하는 것에 가치를 두는 성향이 있어 그런 것 같습니다. 이번에 철학을 접하면서 우리의 삶에서 진정으로 중요한 부분은 무엇일까 생각해볼 수 있는 계기가 되었어요. 점점 과학기술이 발전하고 더 중요해지는 시점에 과학으로 해답을 찾을 수 없는 부분을 평생에 관심 없던 철학에서 찾게 되니 기분이 이상했어요. 청소년들에게 적극 추천하는 책입니다.

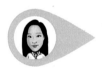

인생에서 고달픈 순간이 있으셨나요?

　물론입니다. 저는 입시를 삼수했어요. 공부하러 가는 길목의 성수행 열차가 '삼수'행 열차로 들려 불쾌한 적도 있었고요. 마치 인생에 '삼수'라는 주홍글씨가 새겨지는 듯했고 주변 친구들과 다르게 혼자만 계속 제자리걸음을 하는 기분이었죠. 그러다가 남들에게 나의 기준을 맡기는 순간 내가 느낄 낙오감은 더 배가 될 것만 같아 저만의 성장기준을 스스로 정했어요. 막연히 김연아 선수의 후배가 되고 싶어서 시작한 공부인데 생각보다 오랜 시간이 걸렸죠.

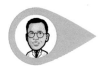

회사에서 일하면서 병역을 해결할 수가 있나요?

물론이죠. 학교나 과마다 다르겠지만요. 저의 경우엔 병역 특례 제도를 통해서 회사 근무로 대체를 할 수가 있었어요. 제가 대학교 때는 전문연구 요원으로서 회사 연구소에 입사를 할 수 있었어요. 직종마다 병역특례를 통해 병역을 대체할 수 있는 방법이 있을 거예요. 지금은 3년 정도 회사생활을 하면 대체복무가 되는 것으로 알고 있어요. 제가 다닐 때는 5년이나 근무를 해야 했는데, 많이 줄었네요. 때마다 제도가 달라지니까 병역특례 제도를 활용하실 분들은 잘 찾아보셔야 할 것 같아요.

상담전문약국이란 어떤 약국인가요?

말 그대로 상담을 중점적으로 하는 약국이에요. 본래 약국에서도 상담을 통해서 환자분들에게 증상에 따른 알맞은 약을 제공해드리는데요. 실제 많은 약국에서는 병원에 갔다가 처방전을 들고 오신 손님에게 약을 제공해드리는 과정(조제와 검수, 투약, 복약 상담)에 더 많은 비중을 차지하고 있어요. 우리 약국의 경우 근처에 병원이 없기 때문에 손님들과 건강 상담할 시간적인, 공간적인 여유가 더 있기 때문에 좀 더 중점적으로 할 수 있는 상황이 되었어요. 사실 시간만 있다고 해서 전문적인 상담으로 이어지기 힘들긴 한데, 저희 약국의 경우 주로 방문하시는 분들이 아이들 어머니, 반려동물 보호자 분들이어서 그러한 대상층을 맞춰서 상담도 맞춤형으로 진행하고 있답니다. 상담할 때는 체크리스트도 활용을 하고 있고, 모니터 화면을 통해서 시각적인 자료도 활용을 많이 하고 있어서 상담받으신 분들이 만족도가 높으십니다. 또한 먼 거리에서 직접 방문하시기 힘드신 분들에게는 카카오톡으로 제공되는 상담 서비스도 받으실 수 있어요. 최근에는 많은 분이 영양제 상담을 하고 계신답니다.

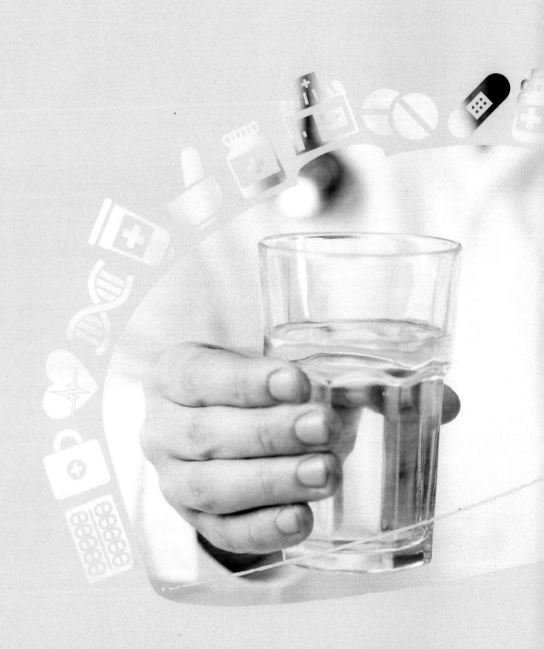

예비
약사
아카데미

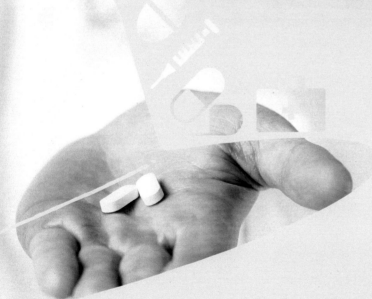

약사 관련 대학 및 학과

약학부

학과개요

신약 개발로 다양한 질병을 치료할 수 있게 되었다는 뉴스를 본 적이 있지요? 약학과에서는 질병의 예방 및 치료에 사용되는 의약품에 관한 지식을 가르치고, 임상 응용 능력을 갖추어 관련된 학문적 연구를 수행할 수 있는 학생을 키우고자 합니다. 약학과에서는 의약품과 약물 치료에 대한 이론을 바탕으로 약품의 개발 및 생산, 관리 등을 공부합니다.

개설대학

지역	대학명	학과명
서울특별시	경희대학교(본교-서울캠퍼스)	약과학과
	경희대학교(본교-서울캠퍼스)	약학과
	경희대학교(본교-서울캠퍼스)	약학과(2+4년제)
	덕성여자대학교	약학과(2+4학제)
	동국대학교(서울캠퍼스)	약학과
	동덕여자대학교	약학과
	삼육대학교	약학과
	서울대학교	약학과(2+4년제)
	서울대학교	약학대학
	서울대학교	제약학과(2+4학제)
	서울대학교	약학기본과정(2+4학제)
	서울대학교	제약학과
	서울대학교	약학과
	성균관대학교	약학과
	성균관대학교	약학부
	성균관대학교	약학대학
	숙명여자대학교	산업약학과
	숙명여자대학교	약학부
	연세대학교(신촌캠퍼스)	약학과(2+4학제)
	이화여자대학교	약학과(6년제)
	이화여자대학교	약학과
	이화여자대학교	산업제약학과

지역	대학명	학과명
서울특별시	이화여자대학교	제약학전공
	중앙대학교 서울캠퍼스	약학부
부산광역시	경성대학교	약학과
	부산대학교	제약학과
	부산대학교	산업약학전공
	부산대학교	약학전공
	부산대학교	약학부
	부산대학교	제약학전공
대전광역시	충남대학교	약학과
대구광역시	경북대학교	약학과
	계명대학교	제약학과
	계명대학교	약학과
광주광역시	전남대학교(광주캠퍼스)	약학부
	조선대학교	약학과(2+4학제)
경기도	가천대학교(글로벌캠퍼스)	약학과(2+4학제)
	가천대학교(글로벌캠퍼스)	약과학과
	가톨릭대학교	약학과
	아주대학교	약학과
	차의과학대학교	약학과
	한양대학교(ERICA캠퍼스)	약학과(2+4학제)
강원도	강원대학교	약학과
충청북도	충북대학교	제약학과(2+4학제)
	충북대학교	약학과
	충북대학교	제약학과
	충북대학교	산업제약학과
	충북대학교	약학과(2+4학제)
충청남도	단국대학교(천안캠퍼스)	약학대학
	단국대학교(천안캠퍼스)	약학과
	순천향대학교	의약공학과
전라북도	우석대학교	약학과(2+4학제)
	원광대학교	약학과(2+4학제)
	전북대학교	약학과(2+4년제)
전라남도	목포대학교	약학과(2+4학제)
	순천대학교	약학과(2+4학제)
경상북도	대구가톨릭대학교(효성캠퍼스)	기초의치 · 약학전공
	대구가톨릭대학교(효성캠퍼스)	약학부
	대구가톨릭대학교(효성캠퍼스)	제약학전공
	대구가톨릭대학교(효성캠퍼스)	약학전공
	영남대학교	약학과

지역	대학명	학과명
경상북도	영남대학교	약학부
	영남대학교	제약학전공
	영남대학교	약학전공
경상남도	경상국립대학교	약학과(2+4년제)
	인제대학교	약학과
제주특별자치도	제주대학교	약학과
세종특별자치시	고려대학교 세종캠퍼스	약학과

제약공학과

학과개요

제약공학은 기존의 화학합성 의약품뿐만 아니라 생물의약품, 향장품 및 건강식품과 연관된 제약산업, 화장품산업, 건강식품산업의 발전 및 인류복지에 기여할 수 있는 학문 분야입니다. 제약공학과는 생명공학을 바탕으로 제약공업에 관한 연구개발에 필요한 전문 지식을 갖춘 제약공학 전문가 양성을 목표로 합니다.

개설대학

지역	대학명	학과명
부산광역시	경성대학교	제약공학과
부산광역시	신라대학교	제약공학전공
	신라대학교	제약공학과
대전광역시	건양대학교(메디컬캠퍼스)	제약공학과
	건양대학교(메디컬캠퍼스)	제약생명공학과
	배재대학교	제약공학과
	배재대학교	제약공학전공
광주광역시	광주여자대학교	제약향장학과
	남부대학교	한방제약개발학과
강원도	강원대학교(삼척캠퍼스)	생약자원개발학과
	상지대학교	제약공학과
충청북도	서원대학교	제약공학전공
	서원대학교	제약식품공학부
	세명대학교	바이오제약산업학부
	세명대학교	바이오헬스마케팅학과
	중원대학교	제약공학과
	중원대학교	생약자원개발학과

지역	대학명	학과명
충청북도	청주대학교	제약바이오메디컬공학전공
	청주대학교	제약공학과
충청남도	단국대학교(천안캠퍼스)	제약공학과
	선문대학교	BT융합제약공학과
	선문대학교	제약생명공학과
	선문대학교	제약공학과
	중부대학교	한방제약과학과
	중부대학교	헬스케어제약공학전공
	호서대학교	제약공학전공
	호서대학교	제약공학과
	호서대학교	식품제약공학부
전라북도	우석대학교	제약공학과
전라남도	동신대학교	제약공학과
경상북도	대구가톨릭대학교(효성캠퍼스)	제약공학과
	대구가톨릭대학교(효성캠퍼스)	제약산업공학전공
	대구가톨릭대학교(효성캠퍼스)	식품생명제약공학부
경상북도	대구한의대학교(삼성캠퍼스)	한약개발학전공
	대구한의대학교(삼성캠퍼스)	한방제약공학과
	대구한의대학교(삼성캠퍼스)	제약공학과
	동국대학교(경주캠퍼스)	바이오제약공학전공
	동국대학교(경주캠퍼스)	바이오제약공학과
	안동대학교	생약자원학과
	안동대학교	생약자원학전공
경상남도	경남과학기술대학교	제약공학과
	인제대학교	제약공학과
	한국국제대학교	제약공학과
	한국국제대학교	제약화장품학과

약사의 대표적인 직능(職能)

약사(藥師)란 약사법(藥事法) 2조 2항에 보면 "한약에 관한 사항 외의 약사(藥事)에 관한 업무(한약제제에 관한 사항을 포함한다)를 담당하는 자를 말한다"라고 규정되어 있다. 조금 더 구체적으로 설명하면 약사법 2조 1항에 약사(藥事)란 "의약품·의약외품의 제조·조제·감정(鑑定)·보관·수입·판매[수여(授與)를 포함]와 그 밖의 약학 기술에 관련된 사항을 말한다"라고 하여 약사(藥事)는 의약품 및 의약외품과 관련된 모든 행위를 원활하게 함으로써 국민 보건향상에 기여하는 것을 목적으로 하고 있다. 또한, 한약제제라 함은 "한약을 한방원리에 따라 배합하여 제조한 의약품"을 말하며 이를 약사법안에 명시함으로써 한약을 이용한 제제 개발과 판매를 약사(藥師)가 담당할 수 있도록 하고 있다.

이상의 법적인 내용을 바탕으로 약사(藥師)의 직능을 크게 분류해보면 3가지로 나눌 수 있다.

1. 창약

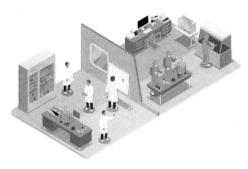

창약(創藥)과 관련된 업무이다. 창약이란 약을 연구하고 개발하는 업무를 말한다. 최근 정부에서 미래에 대한민국을 먹여 살릴 수 있는 5대 미래 성장동력 산업 중에 바이오의약품개발이 선택된 것도 의약품개발이 우리나라의 성장동력에 매우 중요한 산업임을 증명하는 것이며 국가에서도 이런 글로벌 신약 개발을 위해 많은 투자를 하고 있고 이런 신약개발을 하는 데 있어 약사들이 주도적이고 중요한 역할을 하고 있다.

2. 제약

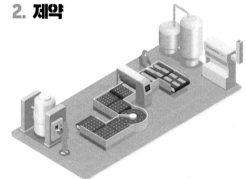

제약(製藥)에 관한 업무이다. 제약은 기존 화학약품 생산에서 바이오시밀러 의약품까지 광범위하게 확대되고 있다. 특히 바이오시밀러 의약품의 생산은 고도의 전문성을 요구하는 의약품이기 때문에 전문기초과학자와 더불어 고도의 전문약사의 주도적인 역할이 필수적이다. 또한 제약회사 의약품생산 관리에서의 GMP, GLP 등을 통한 우수의약품을 생산하기 위해서는 약사의 전문성과 품질관리 등 제약회사 생산 부분에서 약사의 역할이 매우 중요하며 이를 관리약사와 안전관리책임자가 역할을 담당한다.

3. 용약

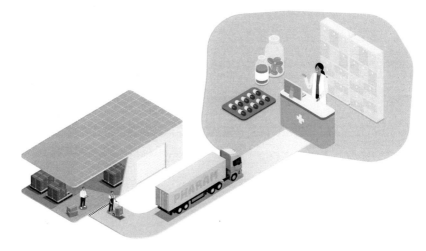

용약(用藥)에 관한 업무이다. 용약은 생산된 의약품을 유통을 통하여 환자에게 투약하는 단계의 역할을 말한다. 여기에는 유통을 담당하는 도매상, 지역사회의 약국을 담당하며 환자에게 투약을 담당하는 지역약국의 약사 그리고 2, 3차 병원 및 병동에서 입원환자들에게 투약하기 위해서 조제 투약을 담당하는 병원약사들이 있다. 특히 2009년도부터 약학대학 6년제가 시행된 것은 이들 지역약사 및 병원약사들의 약무에서의 실무실습능력을 향상할 목적으로 시행되었다.

또한 약무행정 등의 공직에 있어서 의약품의 유통과 투약과 관련된 보건복지부와 식품의약품안전처, 보건의료심사평가원 그리고 각도, 시 및 구청의 보건소에도 매우 중요한 약사의 역할이 필요하다. 이외에도 약사의 직능범위는 국민 보건과 관련된 모든 분야에서 중요한 역할을 수행하고 있다. 예를 들어 마약류의 생산, 유통 및 투약 관리, 건강기능식품의 생산과 판매, 화장품 분야에서 기능성 화장품의 연구, 생산 및 판매, 동물성 의약품의 생산 및 유통관리 등이 있으며 그 밖에 의료기기 및 농약 관리에 있어서도 일정 부분 약사의 역할이 필요한 경우도 있다. 이상과 같이 법에서 정한 약사의 직능범위는 국민 보건과 관련된 타 어느 직종의 역할보다 매우 다양하고 광범위하다고 할 수 있으며 앞으로 국민의 보건 및 복지 산업의 발전과 확대에 따라 약사의 직능이 더욱더 확대될 것으로 예상된다.

출처: 한국약학교육협의회

전문약사 제도란

전문약사란?

전문약사는 '전문약사제도 운영규정' 제3조에 "치료 성과 및 환자의 건강 개선에 기여하기 위해 해당 전문 분야에 통달하고 약물요법에 관해 보다 전문적인 자질과 능력을 갖춘 임상약사"로 정의하고 있다. 즉, 약사로서 질환 전반에 대한 약물요법과 의약품에 대한 기본 지식과 정보 외에도 의약 정보제공, 임상 약동학적 지식 및 실무를 수행할 수 있는 능력을 갖추고 암 질환, 심혈관계질환, 내분비질환 등 특정 질환에 대한 이해와 그에 대한 심층적 약물요법과 약제 서비스를 제공할 수 있는 능력을 갖춘 약사를 말한다.

제도 도입 배경 및 목적

국민소득 증가에 따라 건강과 삶의 질 향상, 보다 수준 높은 보건의료 서비스에 대한 국민들의 요구가 증가함에 따라 국내 보건의료 인력의 세분화 및 전문화 추세가 점차 확산하였다. 먼저 전문의의 경우 1960년 제1회 전문의 자격시험이 실시되었고, 2001년 세부 전문의 제도 인증이 시행되었다. 치과 전문의는 1962년 치과의사회 차원으로 시험을 시행하다가 2003년에 정식으로 관련 법령이 제정되었고, 한의사 전문의제도는 1999년에 제도화되었다.

1990년대 이후 국내 의료기관들에서 자체 필요인력 양성과 이를 전문화하려는 경향이 강화되면서 간호사 또한 1991년부터 대한간호협회 차원에서 준비를 시작, 2003~2005년 사이에 법적 절차 등이 진행되어 2006년부터 전문간호사가 배출되기 시작했다. 이처럼 국내 보건의료 인력의 세분화, 전문화 추세가 점차 확산함에 따라, 본회에서도 전문약사 도입의 필요성과 그 방안에 대하여 검토하기 위하여 2007년에 "전문약사제도 TF"가 신설되었다. "전문약사제도 TF"에서는 국내 보건의료인력의 전문화, 해외 전문약사제도 등 관련자료 조사와 회의를 통하여 한국 전문약사제도의 방향과 기본 틀을 잡아나갔다.

그 후 2008년 6월에 전문약사제도운영 규정이 신설되었고, 전문약사제도를 관장할 인증위원회 구성 및 전문약사 자격시험에 대한 구체적인 시행방안 마련, 전문약사 자격시험에 맞추어 기존 교육과정을 정비하는 과정을 거쳐 2010년 10월 마지막 토요일에 제1회 전문약사 자격시험이 실시되었다.

전문약사제도 연혁

2020
11월 제4회 전문약사 재인증 승인(22명)
11월 제11회 전문약사 195명 배출
　　　(누계 1,172명)
10월 제11회 전문약사 자격시험 실시
04월 전문약사 국가자격 인정 약사법 일부
　　　개정법률 공포

2019
11월 제3회 전문약사 재인증 승인(34명)
11월 제10회 전문약사 153명 배출
　　　(누계 977명)
10월 제10회 전문약사 자격시험 실시

2018
11월 제2회 전문약사 재인증 승인(25명)
11월 제9회 전문약사 122명 배출
　　　(누계 824명)
11월 제9회 전문약사 자격시험 실시
10월 전문약사제도 운영규정 개정

2017
11월 제1회 전문약사 재인증 승인(50명)
11월 제8회 전문약사 170명 배출
　　　(누계 702명)
10월 제8회 전문약사 자격시험 실시, 노인
　　　약료(신설) 포함 10개 분과 시험 실시
09월 제1회 전문약사 재인증 신청 접수
02월 노인약료 분과 신설(규정 개정)

2016
11월 제7회 전문약사 154명 배출
　　　(누계 532명)
10월 제7회 전문약사 자격시험 실시,
　　　감염약료 및 의약정보(신설) 포함 9개
　　　분과시험 실시
02월 감염약료 및 의약정보 2개 분과 신설
　　　(규정 개정)

2015
11월 제6회 전문약사 116명 배출
　　　(누계 378명)
10월 제6회 전문약사 자격시험 실시,
　　　소아약료 포함 7개 분과 시험 실시

2014
11월 제5회 전문약사 57명 배출(누계 262명)
10월 제5회 전문약사 자격시험 실시
07월 소아약료 분과 신설(규정 개정)
01월 제4회 전문약사 40명 배출
　　　(누계 205명)

2013
12월 제4회 전문약사 자격시험 실시
08월 8월 전문약사제도 운영규정 개정
　　　(교육 이수 시간을 552시간에서
　　　360시간으로 변경)

2012
11월 제3회 전문약사 50명 배출
　　　(누계 165명)
10월 제3회 전문약사 자격시험 실시

2011
11월 제2회 전문약사 40명 배출
　　　(누계 115명)
10월 제2회 전문약사 자격시험 실시

2010
11월 제1회 전문약사 75명 배출
10월 제1회 전문약사 자격시험 실시
　　　- 내분비질환, 심혈관계질환, 영양,
　　　장기이식, 종양, 중환자 6개 분야

2008
06월 전문약사제도 운영규정 제정

2007
07월 전문약사제도 TF 신설

출처: 한국병원약사회

다양한 약의 종류와 잘못된 상식

다양한 약의 종류

출처: 위키백과

약(藥), (영어: medicine) 또는 약물 또는 약제(藥劑)는 질병이나 부상, 기타 신체의 이상을 치료 또는 완화하기 위해 먹거나, 바르거나, 직접 주사하는 등의 방법으로 생물에게 투여하는 물질을 통틀어 말한다. 영양분 보충을 위한 영양제나 기분이 좋아지기 위해 투여하는 마약, 생물을 죽이거나 해를 입히기 위한 독약, 고통을 줄이기 위한 진통제나 마취제, 심지어는 음식 등도 약의 범주에 포함될 수 있다. 때로는 화학 물질들을 약품으로 부르기도 한다.

각성제(覺醒劑, Stimulant)
몸의 중추신경계를 자극하며 교감신경계를 흥분시키는 약물이다.

마취제(痲醉劑, anesthetic)
몸의 지각(감각)을 마비시키고 의식을 상실시켜 힘줄의 긴장과 반사를 제거하는 약물이다.

소염제(消炎劑, anti-inflammatory)
염증을 치료하고 방지하는 약. 작용에 따라 소염진통제와 소염효소제로 나뉜다.

비타민제(vitamin compound)
비타민을 주성분으로 하고 몸의 중요한 기능을 하게 해주는 영양제다.

소화제(消化劑, digestant)
음식물의 소화를 촉진하는 약물이다.

진통제(鎭痛劑, Anodynia)
몸이 쑤시고 아픈 증상을 제거하거나 경감시키는 목적으로 사용하는 의약품이다.

항생제(抗生劑, Antibiotic)
다른 미생물의 발육을 억제하거나 사멸시키는 물질이다.

항염제(抗炎劑, Antiphlogistics, Anti-inflammatory, 소염제)

국소에 작용하여 염증을 제거하는 약제다.

해열제(解熱劑, Antipyretic)

체온이 비정상적으로 높아졌을 때 낮출 수 있는 의약품이다.

호르몬제(Hormone drug)

호르몬의 생리학적 특성을 이용해 특수한 질환의 치료에 사용하는 약제다.

항바이러스제

체내에 침입한 바이러스의 작용을 약화하거나 소멸시키는 약제다. 인터페론 등이 있다.

약에 대한 잘못된 상식

Q 1. 복용 시간을 놓쳤을 때는 2회분을 먹는다?

A 약 먹는 시간을 놓쳤을 때는 생각난 즉시 복용한다. 단, 다음 복용 시간이 가까운 경우에는 미루도록 하는 것이 좋다. 2회분을 연속적으로 먹거나 동시에 먹어서는 안 된다.

Q 2. 증상이 같을 때는 남아 있는 약을 먹어도 된다?

A 원칙적으로 무조건 버려야 한다. 그전의 몸의 상태와 증상이 다를 수 있고 약효가 지속하고 있는지 확실치 않기 때문이다. 환자는 증상이 비슷하다고 생각해도 다를 수 있으므로 버리는 것이 좋다.

Q 3. 우유와 함께 먹는 것이 좋다?

A 물(240cc)과 함께 먹는 것이 가장 좋다. 가급적이면 따뜻한 물이 좋다. 이온 음료나 커피와 같이 먹는 것은 좋지 않다. 또 우유도 피한다. 단백질이 응고되면서 약물 흡수가 늦어진다.

Q. 4. 약 복용 시간은 꼭 지킬 필요 없다?

A. 흔히들 식후 30분이라고 하면 약 복용을 잊지 말라고 정한 시간이라고 생각하기 쉽다. 그러나 약 복용 시간은 반드시 지키도록 한다. 소염진통제의 경우 식후 복용을 지키지 않으면 위에 부담을 줄 수 있다.

Q. 5. 약을 토했을 때는 조금 지났다가 먹인다?

A. 약을 토했을 때는 즉시 바로 먹인다. 구토하고 난 직후에는 뇌에 있는 구토중추가 피로해져서 구토 능력이 일시적으로 상실되기 때문이다. 약을 약간 토했을 때는 다시 먹일 필요가 없고 많이 토했을 경우 절반 정도의 분량만 다시 먹인다.

Q. 6. 생약은 위험하지 않다?

A. 생약은 약물의 원료물질이다. 용량이 초과하면 당연히 좋지 않다. 무엇이 좋다고 집중적으로 먹으면 위에 부담을 주거나 간에 부담을 줄 수 있다. 한약도 마찬가지다.

Q. 7. 건강식품은 많이 먹어도 상관없다?

A. 건강식품으로 판매되고 있는 상당 부분은 의약품 성질이 있으므로 마구잡이로 먹는 것은 좋지 않다. 용법이나 용량은 반드시 지켜야 한다.

Q. 8. 적응증이 넓은 약이 좋은 약이다?

A. 청심환의 경우 적응증이 40여 개나 된다. 적응증이 너무 많은 것은 어떤 곳에도 효과가 작다는 이야기일 수 있다. 응급처치로 청심환을 많이 먹기도 하는데 병원으로 바로 가는 것이 제일 좋다.

9. 카피약(복제약)은 약효가 떨어진다.

카피약의 상당 부분은 오리지널약과 약효와 성분에 차이가 없다. 다만 10% 정도는 흡수율의 차이 등을 보일 수 있다. 카피약의 경우 오리지널약과 약효가 동등함을 입증하는 생물학적 동등성 시험을 거치고 있다.

 10. 약은 조금만 먹어도 중독된다?

약은 중독된다는 생각 때문에 제대로 먹지 않고 임의 중단하거나 용량을 줄이는 경우가 많다. 약품 대부분은 약물복용을 중단하면 내성이 사라진다. 약은 중독이 되는 것이 아니며 필요할 때 필요한 양 만큼 먹어야 한다.

출처: 매일신문 (도움말: 영남대 유봉규 약학대학 교수)

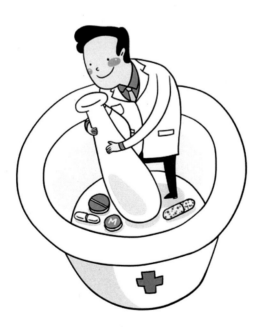

약사 관련 도서 및 영화

관련 도서

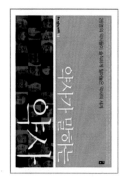

약사가 말하는 약사(홍성광 지음/ 부키)

『약사가 말하는 약사』는 〈부키 전문직 리포트〉 시리즈의 18번째 책으로, 우리 사회 보건 · 의료의 한 축을 담당하고 있는 약사의 실상에 대해 26명의 약사가 진솔한 이야기를 들려준다. 약국뿐 아니라 마트, 병원, 제약회사, 공공기관, 시민단체 등 다양한 장소에서 다채로운 역할을 해내는 약사의 세계를 조명하며, 메디컬 라이터, 약국 인테리어 디자인 등 잘 알려지지 않은 분야도 다루고 있다. 더불어 의약분업이나 일반 약 슈퍼 판매, 약대 학제 개편 등 급격한 환경 변화에 대응하기 위한 약업계의 풍경, 새로운 조제 · 판매 시스템 등을 도입하며 IT 사회에 부응하고자 하는 노력, 보건 의료인으로서의 애환과 책임감 등을 엿볼 수 있다.

위대하고 위험한 약 이야기(정진호 지음/ 푸른숲)

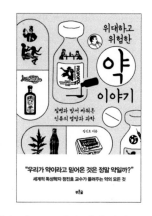

이 책은 마취제, 백신, 항생제, 소독제, 항말라리아제 등 〈영국의학저널BMJ〉가 뽑은 인류를 구한 위대한 약뿐 아니라 아편, 탈리도마이드, 가습기 살균제와 같이 생명을 위협한 약까지 건강과 죽음, 고통과 행복을 가른 '약'들이 어떻게 약이 되고 어떻게 독이 되었는지 촘촘히 살피고 있다. 또한 플라시보, 비타민, 우울증 치료제, 술 깨는 약, 디톡스와 같이 건강에 관해 우리가 가장 오해하고 있는 주제와 논란의 중심에 선 아스피린, 삶의 질을 향상한 '해피 드러그' 비아그라, 그리고 인공지능 시대의 헬스케어 이슈까지 최신 생명과학과 의학 지식을 총망라하고 있다. 무엇을 먹고, 무엇을 먹지 말아야 한다, 어떤 약이 효과가 있다 등 편의성과 단편적 효능을 강조한 건강서와 달리 이 책은 인류에게 약이 어떤 의미가 있는지, 현대인이 약을 어떻게 대해야 하는지를 최신 과학으로 분석, 통찰하고 있다. 이 책을 읽고 나면 건강과 행복을 위해 무엇을 선택해야 할지, 내 몸을 지키기 위해 무엇을 하지 말아야 할지에 관한 과학적 혜안을 얻을 수 있을 것이다.

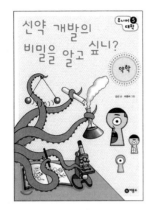

신약 개발의 비밀을 알고 싶니?(김선 지음/ 비룡소)

학문을 전공한 전문가들이 청소년들 눈높이에 맞춰 자신들의 전문 분야를 쉽고 친절하게 알려 주고 있다. 그중에서도 특히 청소년들과 부모님들 사이에서 인기가 높은 학문이 실제로 어떤 내용의 지식을 다루는지 시원하게 보여 준다. 청소년들은「주니어 대학」시리즈를 통해 관심이 있는 분야에 대한 보다 상세한 내용을 알아볼 수 있을 뿐 아니라 낯선 분야를 새롭게 만나 교양을 넓힐 수 있다. 전문가들이 소개하는 분야 학문의 정수를 맛보고 알아보는 것은 자신이 가장 배우고 싶은 것, 원하는 것이 무엇인지 알아내는 과정이 된다. 나아가 자신의 미래를 결정하는 데도 도움이 될 것이다.

드럭 머거(수지 코헨 지음/ 조윤커뮤니케이션)

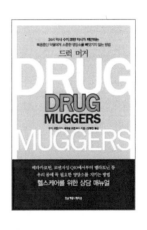

최고의 신뢰받는 약사를 위한 약국 건강 상담 매뉴얼『드럭 머거』건강을 보호하고 약물 복용으로 인한 부작용을 해결하도록 도와주는 책이다. 우리는 약물에 빼앗긴 영양소를 보충해야 한다. 그렇지 않으면 이로 인해 예기치 않은 부작용이 나타나거나, 심각한 건강 문제가 발생할 수 있다. 당신이 불가피하게 약물을 복용해야 한다면, 안전조치를 미리 마련해야 한다. 이 책에는 약물 복용이 다른 질환이나 부작용을 초래하는 과정이 설명되어 있다. 이 책을 통해 약물 부작용으로부터 건강을 지키는 방법을 깨닫는다.

우리가 몰랐던 바이러스 이야기
(대한바이러스협회 지음/ 범문에듀케이션)

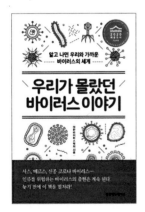

에볼라, 지카, 조류 독감, 광우병, 사스, 메르스, 그리고 신종 코로나바이러스까지 바이러스는 인간을 끊임없이 위협하고 있다. 2020년 중국 우한에서 시작된 신종 코로나바이러스(2019-nCoV) 감염증의 유행으로 우리는 공포와 혼란 속에 있다. 매일 인터넷과 뉴스에서 들리는 소식들에 당황하고 막연한 두려움이 계속되고 있다. 신종 바이러스의 혼란이 지나가고 나면, 우리는 안심할 수 있을까? 우리 몸속과 주변에 이미 바이러스는 숨 쉬듯 존재하고 있다. 새롭게 진화하는 바이러스의 출현 가능성은 언제든지 열려있다. 예측할 수 없는 바이러스의 위협 속에서 우리는 당장 무엇을 해야 할 것인가?

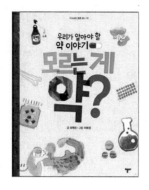

우리가 알아야 할 약 이야기 모르는 게 약?
(최혁재 지음/ 열다)

사람을 죽일 수도 있는 약이 있다는 걸 아나요? 독약이 미용을 위해서 쓰인다는 것은요? 재미있는 약 이야기부터 신약과 백신의 개발, 약의 부작용, 건강보험 등 약에 대해 알아야 할 것 모두를 담았어요. 약을 바로 알고 제대로 먹는 것은 건강을 지키기 위해 꼭 필요하답니다. 약사님이 들려주는 약 이야기로 몸과 정신이 튼튼한 사람이 되어 보아요.

일상을 바꾼 14가지 약 이야기
(송은호 지음/ 카시오페아)

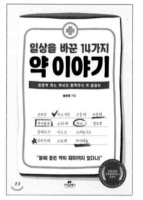

"몸에 좋은 약이 재미까지 있다니!" 아스피린부터 비타민, 변비약까지 매일 먹지만 의외로 일지 못했던 약에 내한 모든 섯. 인문학 하는 약사의 글을 읽으면서 묘하게 빠져드는 스펙터클한 약 이야기. 현재 유행 중인 코로나바이러스를 마스크가 얼마나 막아줄까? 아스피린 최초 발명자가 다른 사람으로 바뀌었다는 사실을 아는가? 비타민 C가 갓노스(godnose)라고 불릴 뻔한 사연은? 미국에서 타이레놀 복용 중단 사태가 일어난 이유는 무엇일까? 히스 레저를 죽인 것은 조커였을까? 타미플루를 먹으면 자살을 한다는 괴담, 변비약을 먹으면 다이어트가 된다는 말은 사실일까? 이 책은 따분하고 어렵게만 접하던 약에 대한 정보를 일명 '인문학 하는 약사' 송은호 저자가 일상과 가장 밀접한 문학, 역사, 심리, 영화 등 다양한 스토리를 통해 더욱더 흥미롭게 들려준다. 아스피린, 비타민, 소화제 등 필요이자 일상이 된 약부터 소독제, 구충제, 마스크 등 최근 유행한 사건들로 급부상하게 된 약까지, 약 없이 못 사는 현대인이라면 꼭 알아야 할 14가지 약 이야기를 전한다. 약과 관련된 흥미진진한 사건, 사회적 이슈뿐만 아니라 우리가 그동안 잘못 알고 있던 약에 대한 속설과 이를 바로잡는 올바른 정보, 자신의 몸 상태와 증상에 맞는 약 찾기까지 알차게 수록했다.

관련 영화

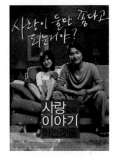

사랑할 때 이야기 하는 것들(2006년/ 114분)

　친절한 동네 약사 '인구(한석규)'는 형만 빼면 직업도 좋고 성격도 좋은 괜찮은 남자다. 그러나 지적장애를 앓고 있는 형 때문에 결혼은 언제나 뒷전이다. 그런 인구의 동네에 명품을 카피하는 짝퉁 디자이너 '혜란(김지수)'이 이사 온다. 얼굴도 예쁘고 스타일도 좋지만, 돌아가신 아버지가 남긴 5억 빚을 갚기 위해 억척스럽게 살다 보니 연애는 고사하고 성격마저 까칠해졌다. 옛 여자친구의 결혼 소식에 마음이 착잡해져 맥주를 마시던 인구. 그런 그의 약국에 혜란이 수면제를 사기 위해 찾아온다. 수면제 대신 맥주 한 캔을 내미는 인구. 두 사람은 맥주를 나눠 마시며 서로에게 호감을 느끼게 된다. 그 호감은 점점 사랑이라는 감정으로 발전해 두 번 다시 하지 못할 것만 같았던 연애라는 걸 시작하게 된다. 영화도 보고 여행도 다니면서 함께 웃을 일이 생긴 두 사람. 그러나 사랑의 마음이 커질수록 현실의 짐도 커져만 간다. 그러다 어머니의 갑작스러운 죽음으로 형을 혼자 책임지게 된 인구와, 임신한 여동생이 애를 지우고 결혼을 포기하려는 상황에 처한 혜란은 어렵게 시작한 사랑을 그만 포기하려 한다.

감기(2013년/ 122분)

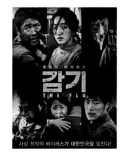

　밀입국 노동자들을 분당으로 실어 나른 남자가 원인불명의 바이러스에 감염되어 사망한다. 환자가 사망한 지 채 24시간이 되지 않아 분당의 모든 병원에서 동일한 환자들이 속출한다. 사망자들은 기하급수적으로 늘어나지만, 분당의 시민들은 무방비상태로 바이러스에 노출된다. 감염의 공포가 대한민국을 엄습하고, 호흡기를 통해 초당 3.4명 감염, 36시간 내 사망에 이르는 사상 최악의 바이러스에 정부는 2차 확산을 방지하기 위해 국가 재난 사태를 발령, 급기야 도시 폐쇄라는 초유의 결정을 내린다. 피할 새도 없이 격리된 사람들은 일대 혼란에 휩싸이게 되고, 대재난 속 사랑하는 이들을 구하기 위한 사람들과 죽음에서 살아남기 위한 사람들은 목숨을 건 사투를 시작한다.

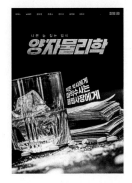

양자물리학(2019년/ 119분)

'생각이 현실을 만든다'라는 양자물리학적 신념을 인생의 모토로 삼은 유흥계의 화타 '이찬우'

어느 날 유명 연예인이 연루된 마약 파티 사건을 눈치챈다. "불법 없이! 탈세 없이!" 이 바닥에서도 혁신이 일어나야 한다고 믿는 그는 오랫동안 알고 지낸 범죄정보과 계장 '박기헌'에게 이 정보를 흘린다. 단순한 사건이라고 생각했던 마약 파티가 연예계는 물론 검찰, 정치계까지 연루된 거대한 마약 스캔들임을 알게 된 '이찬우'. 이제는 살기 위해 거대 권력과 맞서야 하는 상황. '이찬우'는 '박기헌' 계장을 비롯해 황금 인맥을 자랑하는 업계 퀸 '성은영' 등 업계 에이스들과 함께 이 사건을 파헤치기로 한다.

런(2020년/ 90분)

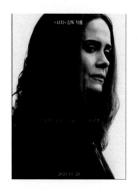

부정맥, 천식, 당뇨, 마비 등으로 태어날 때부터 장애가 있는 딸 클로이를 17년 동안 돌본 다이앤. 늘 휠체어에서 생활하며 홈스쿨링을 하는 클로이는 엄마 다이앤의 도움으로 긍정적으로 살아간다. 어느 날 우연히 식탁 위에 놓인 새로운 약에 엄마의 이름이 적혀있는 것을 발견하고, 클로이는 그 약을 자신에게 먹이려는 엄마를 의심한다. 평소 똑똑한 클로이는 새로운 약 '트리곡신'에 의문이 생겨 재차 약통을 확인하고, 덧붙여진 스티커를 떼어내 그 아래 적혀있는 다이앤의 이름을 확인한다. 약 먹는 것을 중단한 클로이는 다이앤이 잠든 사이 약을 검색한다. 하지만 인터넷이 끊겨 약의 정체를 확인하지 못하고 다이앤이 그 모습을 멀리서 지켜본다. 트리곡신은 심장 질환을 치료하는 독한 약이지만, 약 색깔이 자신이 먹는 약과 다르다는 것을 알게 된다. 혼란스러워하던 클로이는 아무렇지 않은 척 행동하며 엄마 몰래 약국을 찾아가고, 그 약은 개가 먹는 것으로 사람이 먹으면 다리가 마비될 수 있다는 말을 듣고 발작을 일으킨다. 클로이를 찾은 다이앤은 클로이에게 약을 주사하고 기절시킨 후 집으로 데려와 가둔다. 독한 약으로 인한 클로이의 환상인지, 목적이 있는 다이앤의 행동인지 흥미진진하게 진행되는 영화.

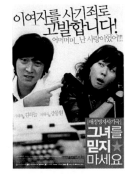

그녀를 믿지 마세요(2004년/ 115분)

깜찍한 외모, 순수한 미소, 유려한 말솜씨, 100% 완벽美를 자랑하는 영주. 하지만 그녀 본색은 고단수 사기경력으로 별을 달고 있는 터프걸. 영주는 가석방 심사를 탁월한 연기력으로 가볍게 통과한다. 출감하자마자 영주는 유일한 혈육인 언니 결혼선물로 준비해둔 목공예 기러기 한 쌍을 들고 부산행 기차에 오른다. 한편, 용강마을 약사인 희철 역시 여친에게 프러포즈할 반지를 들고 부산으로 가던 중 영주를 만나게 된다. 첫 만남부터 영주에게 치한으로 오인당하여 죽도록 맞는 것도 모자라 낯선 남자에게 반지까지 소매치기당한 희철. 가석방 중인 영주는 도둑으로 몰리지 않기 위해 다시 반지를 찾아주려 하지만 이 와중에 그녀의 짐 가방과 희철의 반지가 뒤바뀌고 만다. 잃어버린 가방을 찾아야 한다는 일념으로 용강마을에 들어선 영주. 하지만 한번 꼬인 것이 어디 쉽게 풀리랴. 희철의 가족들은 반지를 가지고 나타난 영주를 희철의 애인으로 오인하고 진실을 밝히기엔 뒤가 께름칙한 그녀는 결국 약혼녀 연기에 돌입하고 만다. 여친에게 프러포즈도 못하고 집으로 돌아온 희철은 영주의 의도치 않은 사기극에 분노하지만 이미 한발 늦은 상태. 희철은 가족뿐 아니라 마을 사람들에게 순진한 여인을 버린 파렴치한으로 찍히고 마침내 집에서 쫓겨나는 신세가 된다. 이제 영주와 희철, 진실과 거짓의 대결이 본격적으로 시작된다.

그놈이다(2015년/ 109분)

세상에 단 둘뿐인 가족 장우와 은지. 부둣가 마을의 재개발로 장우는 은지를 위해 서울로 이사를 결심하지만, 은지가 홀연히 사라지고 3일 만에 시체가 되어 돌아온다. 목격자도 단서도 증거도 없이 홀로 범인 찾기에 혈안이 된 장우는 동생의 영혼을 위로하는 천도재에서 넋건지기굿(저승 가는 길 배불리 먹고 가라고 붉은 천에 밥이 한가득 담긴 놋그릇을 바다를 향해 던지는 의식)의 그릇이 흘러간 곳에 우연히 서 있는 한 남자를 발견한

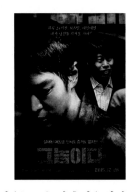

다. 장우를 피해 달아나는 그를 죽은 동생이 범인으로 지목한 거로 생각한 장우는 그놈의 흔적을 찾기 시작한다. 타인의 죽음을 볼 수 있는 예지력으로 마을에서 외톨이처럼 지내는 시은은 자신에게 가장 먼저 말을 걸어준 유일한 친구 은지의 죽음을 보지만 외면하고, 그 죄책감에 장우에게 다가선다. 또 다른 죽음을 예견한 시은. 장우는 시은이 예견한 장소에 나타난 그놈의 흔적을 쫓아가다 평소 사람 좋기로 소문난 동네 약국의 약사에게 이른다. 그를 범인으로 믿는 장우. 경찰은 장우의 얘기를 무시하고 장우의 먼 친척 형을 용의자로 검거한다. 그 누구도 자신의 말을 믿어주지 않자 장우는 무작정 약사를 쫓기 시작한다.

로렌조 오일(1993년/ 134분)

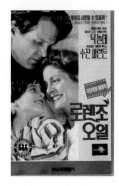

오돈 부부는 로렌조라는 다섯 살 난 아들이 있다. 하지만 어느 날 불행이 닥쳐오는데, 원인도 치료법도 모르는 ALD라는 진단을 받게 되고 곧 죽게 된다는 비보였다. 그러나 이 치명적인 죽음 앞에 오돈 부부는 굴복하지 않고 오직 지식과 논리를 바탕으로 아들의 병마와 싸우게 되고 마침내는 승리에 도달하게 된다. 오돈 부부는 ALD에 대해 연구하기 시작한다. 그러나 관련된 서적도 적고 전문의들은 조직화 되어있지 않다고 느껴 그들은 ALD 심포지엄을 조직하기에 이른다. 어느 날 우연히 폴란드 의학지에서 로렌조의 병과 비슷한 증세를 쥐에다 실험한 기사를 발견해 의사에게 자문을 구한다. 오돈 부부는 ALD가 나쁜 지방산이 생기면서 생기는 병이므로 나쁜 지방산을 제거해 주면 되지 않겠냐는 논리에서 한 발자국 해결책 가까이 나가게 된다. 마침내 1984년, 역사적인 "로렌조의 경주"는 시작이 된다. 여러 어려움이 닥치게 되나 그들은 포기하지 않고 새로운 도전을 계속한다. 1984년 4월 로렌조 아버지는 식용이 가능한 불포화 지방산을 발견해야겠다는 생각이 떠오르게 되고 생화학자에게 의뢰하여 월간 하루도 쉬지 않고 연구한 끝에 1kg의 소중한 기름을 발견하여 오돈 가족에게 보낸다. 그 이후로 이 기름은 '로렌조 오일'이라 불리게 된다.

생생 인터뷰 후기

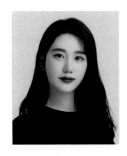

○ 저자 : 심주아

중학교 시절 저는 무기력한 학생이었습니다.

무엇을 위해 사는지도 몰랐고 하루하루가 따분하기 그지없었습니다.

그러던 어느 날 제 눈에 들어온 것은 미술학원 전단지였습니다.

전단지 속에 환하게 웃고 있는 어떤 언니가 보였습니다.

"지금의 행복을 친구들과 가족들과 나누고 싶습니다."

지금의 행복은 무엇을 의미하는 걸까?

사진 속 그 언니의 모습은 너무나 행복해보였고 나도 그렇게 되고 싶었습니다.

나름대로 제 인생에서 롤모델이 생긴 첫 순간이었던 거죠.

그리고 놀랍게도 제 인생은 재미있어지기 시작합니다.

단순히 '저 언니처럼 되고 싶다.'라고 생각한 마음이 저를 이끌었기 때문이죠.

삶에서 이렇듯 우리의 앞날을 이끌어주는 원동력과 같은 사람이

반드시 필요하다고 생각합니다.

〈약사, 어떻게 되었을까?〉도 마찬가지입니다.

이 책이 나오기까지 많은 분들의 애정과 관심이 있었습니다.

총 여섯 분의 약사님이 가신 길을 통해 영감을 얻고,

삶의 활기를 얻는 친구가 있다면 너무나도 기쁠 것 같습니다.

책이 나오기까지 너무나 많은 도움을 주신

여섯 분의 약사님, 캠퍼스멘토 안광배 대표님,

그리고 비록 수록되진 않았지만 아낌없이 조언을 해준

제 연인 정용기 약사님에게도 고마움을 전합니다.

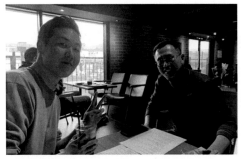

▶ 인터뷰 중에 (좌_정용기 약사, 우_이재홍 약사)

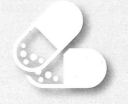